エアウェイスコープ
映像で学ぶ基本操作

自治医科大学 教授　平林由広 著

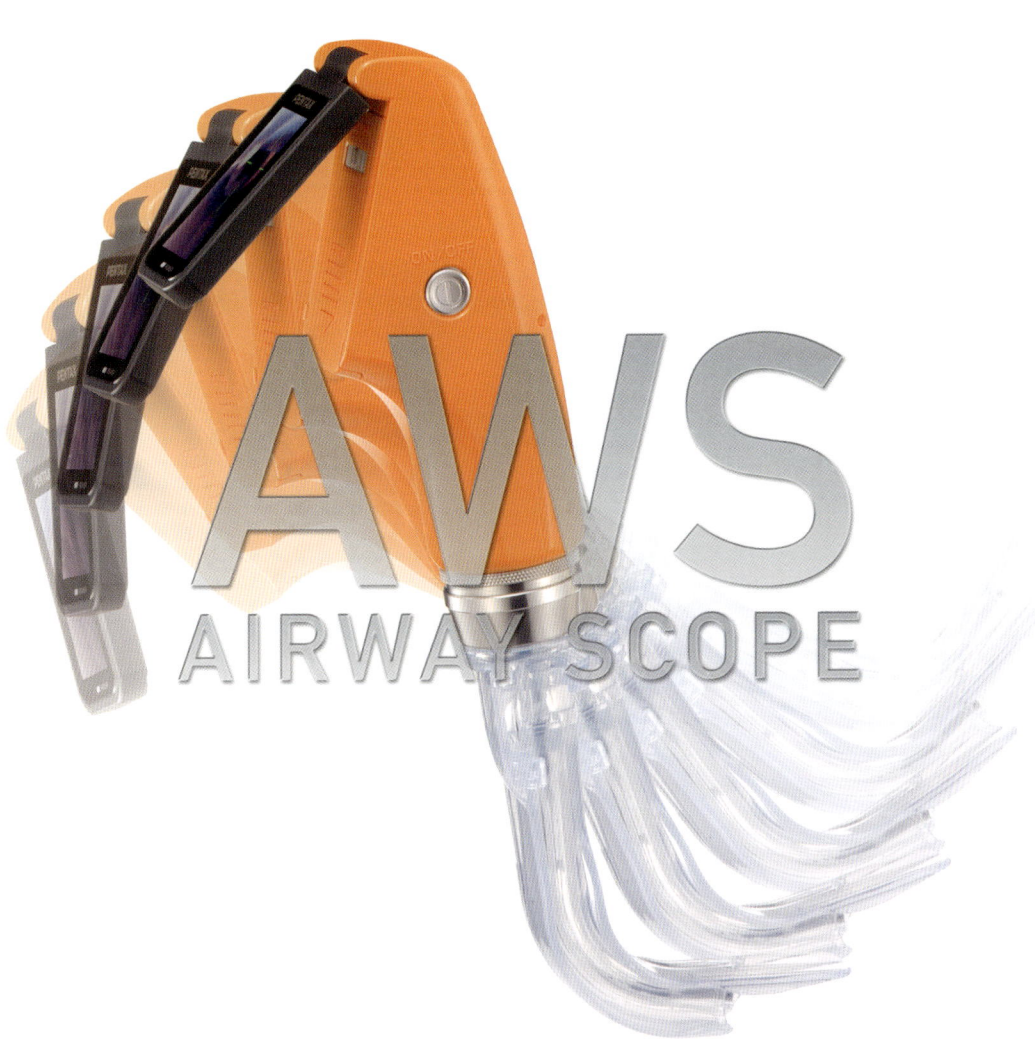

克誠堂出版

序　文

　エアウェイスコープ (Pentax-AWS; AWS-S100 & INT-S) は信州大学医学部脳神経外科小山淳一博士の発明による気管挿管専用の硬性間接視認型喉頭鏡です．CCDカメラで捕えた声門画像を液晶モニターで視認し，気管チューブをガイド溝に沿って押し込むと容易に気管挿管できる優れた器具です．ブレードが気道の解剖に則しているのでマッキントッシュ喉頭鏡のように口腔・咽頭・喉頭軸を直線化する必要がありません．マッキントッシュ喉頭鏡と比較すると飛躍的に気管挿管が易しくなりました．通常の患者はもちろんのこと，挿管困難症例に特別に有効であり，挿管困難に関するアルゴリズムを変えていくでしょう．さらに，モニター画像の可視範囲が広いので患者の頭側ばかりでなく，患者の脇や向かい合った位置からも気管挿管が可能です．手術室ばかりでなく病室での急変や救急現場で威力を発揮すると思われます．本器を手にした当初はあまりにも簡単に気管挿管ができてしまうのでマニュアルは必要ないと考えていました．しかし症例を重ねるうちに，易しいとはいえ使い方にコツの要ることが分かってきました．上手くいかなかった症例の画像を分析することによって初心者が陥りやすいトラブルを明らかにできました．使い始めの時期は些細なことで上手くいかないことがあります．ビデオクリップには上手くいかなかった症例を多く集めました．困った時の対処法として本書が少しでも役に立てば幸いです．なおDVDの制作において自治医科大学麻酔科学・集中治療医学講座の瀬尾憲正教授のご助言をいただきました．記して御礼申し上げます．

　平成20年10月

　　　　　　　　　　　　　　　　　　　　　　　　　　　　　　　　平林　由広

目 次

序文 *iii*

第1部 エアウェイスコープの使用法　*1*

I 構 造　*2*

1. エアウェイスコープ　*2*
2. イントロック　*3*
3. 組 立　*4*
4. カメラヘッドの向き　*5*

II 解 剖　*6*

1. 口腔・咽頭・喉頭　*6*
2. エアウェイスコープ進入経路　*7*

III 基本操作　*8*

1. 頭 位　*8*
2. 挿 入　*9*
3. 挙 上　*10*
4. 挿 管　*11*

IV 応 用　*12*

1. 経鼻挿管　*12*
2. 意識下挿管　*13*

V 実　績　14

1. 臨床成績　*14*
2. 頚椎の動き　*15*
3. 頚椎固定　*16*

VI トラブルシューティング　17

1. ブレードが口に入らない　*17*
2. 口蓋垂が見えない　*19*
3. 喉頭蓋がすくい上げられない　*20*
4. 食道入口部が見える　*22*
5. 喉頭蓋が喉頭展開板から落下する　*22*
6. チューブが披裂軟骨に当たる　*23*
7. チューブが声帯に当たる　*24*
8. チューブが輪状軟骨に当たる　*24*

VII 今後の課題　25

1. らせん入りチューブ　*25*
2. 声門の左方偏位　*25*
3. 気管チューブの太さ　*26*
4. 口腔内分泌物・出血　*26*
5. ターゲットマーク以外への挿管　*26*

第2部　ビデオクリップ　27

1　典型的気管挿管　28

- 口蓋垂を指標にした挿入　*28*
- 口蓋垂と喉頭蓋を指標にした挿入　*29*
- 食道入口部まで先端が進入した症例　*30*

2　ブレードが正中からそれる　31

- 左側にそれた症例（1）　*31*
- 左側にそれた症例（2）　*32*
- 左側にそれた症例（3）　*33*
- 左側にそれた症例（4）　*34*
- 右側にそれた症例（1）　*35*
- 右側にそれた症例（2）　*36*
- 右側にそれた症例（3）　*37*

3　喉頭蓋が喉頭展開板から落下する　38

- ブレード位置が浅い　*38*
- 口腔が狭くスコープが動かしにくい　*39*
- 口蓋咽頭弓への衝突　*40*

4　チューブが喉頭蓋に当たる　41

- 誤使用（1）　ブレードの喉頭蓋谷挿入　*41*
- 誤使用（2）　ブレードの喉頭蓋谷挿入　*42*

5 チューブが披裂軟骨に当たる　43

- 通常チューブ（1）　*43*
- 通常チューブ（2）　*44*
- 直型らせん入りチューブ（1）　*45*
- 直型らせん入りチューブ（2）　*46*
- 直型らせん入りチューブ（3）　*47*
- 直型らせん入りチューブ（4）　*48*
- 直型らせん入りチューブ（5）　*49*
- 直型らせん入りチューブ（6）　*50*

6 喉頭浮腫　51

- 腸閉塞で長期間イレウス管を留置していた症例　*51*

7 チューブが声帯に当たる　52

- 前方への衝突　*52*
- 左方への衝突（1）　*53*
- 左方への衝突（2）　*54*
- 左方への衝突（3）　*55*
- 小顎でスコープの動きが制限された症例　*56*
- エアウェイスコープの挙上不足　*57*

8 チューブが輪状軟骨に当たる　58

- 気管前壁への衝突　*58*

9 経鼻挿管　59

- ブレードの喉頭蓋下挿入（1）　59
- ブレードの喉頭蓋下挿入（2）　60
- ブレードの喉頭蓋下挿入（3）　61
- ブレードの喉頭蓋谷挿入（1）　62
- ブレードの喉頭蓋谷挿入（2）　63
- ブレードの喉頭蓋谷挿入→喉頭蓋下挿入　64

10 意識下挿管　65

- 胃充満患者の緊急手術　65
- 上顎癌手術後の上顎変形でマスク換気不能　66
- 腸閉塞患者の緊急手術（1）　67
- 腸閉塞患者の緊急手術（2）　68

11 ダブルルーメンチューブ　69

- 35-French 左用気管支チューブ（1）　69
- 35-French 左用気管支チューブ（2）　70

12 歯牙脆弱　71

- 折れそうな歯　71

13 口腔内巨大腫瘤　72

- 左側の咽頭に巨大腫瘍　72

14 高度頚椎変形　73

- 高度の変形性脊椎症で前後屈不能　73

15 ガムエラスティックブジー 74
環軸椎関節亜脱臼を合併したリウマチ患者 74

16 食道と気管の間違え 75
食道挿管 75

17 POテクニック 76
挿管困難に対するレスキュー挿管 76

18 気管チューブの入れ替え 77
大動脈解離の胸腹部大動脈置換術 77

文献 79
気管食道十六態 85

第1部
エアウェイスコープの使用法

Ⅰ 構　造

１ エアウェイスコープ

　エアウェイスコープは喉頭鏡のハンドルに相当するエアウェイスコープ本体（AWS-S100）とブレードに相当するイントロック（PBLADE ITL-S）の２つの部品で構成される．本体から出た軟性コードの先端に光源とCCDカメラが装着されている．カメラで捕えた画像が本体上部の縦長2.4インチの液晶モニターに投影される．液晶モニターは可変式で，挿管者の視線に合わせて見やすく調節できる．モニター画面上に気管チューブが進んでいく場所がターゲットマークとして表示され，一度ターゲットマークを声門に合わせると高い確率で気管挿管できる．電源は単３乾電池２本である．本体の左側面に外部出力端子があり，外部機器を使って画像の供覧や記録が可能である．

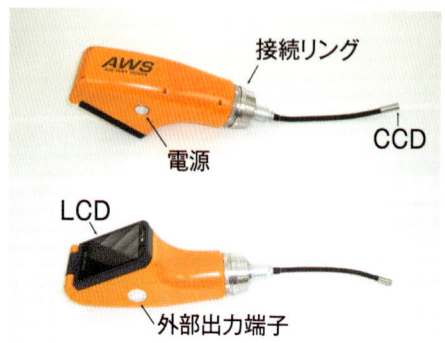

図Ⅰ-1　エアウェイスコープ

モニター画面は開閉式で見やすい角度で固定することができる．モニター画面を持ち上げると電池収納部がある．

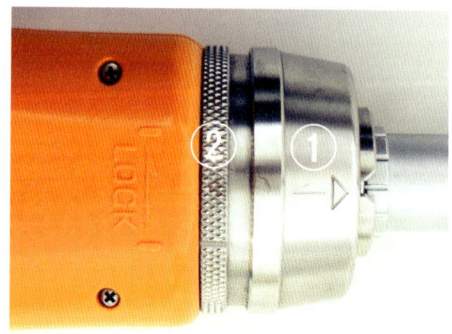

図Ⅰ-2　接続リング

①接続リングを矢印方向（本体側）にずらしてイントロックを結合する．
②結合後にロックリングを回して固定する．

2 イントロック

　イントロックは透明なポリカーボネート製で単回使用の製品である．イントロックを装着することによって本体の光学装置が口腔の汚染から保護される．外径8.5〜11.0mmの気管チューブがイントロックの右脇のチューブホルダーに収納できる．通常の塩化ビニルチューブのほかに，らせん入りチューブ，成型済チューブ(RAE)も使用できる．チューブホルダーがチューブガイドの役割を果たすので，気管チューブの挿入にスタイレットは不要である．チューブホルダーとは別に吸引用の小さなポートがあり，外径4.0mm (12F)までのカテーテルが通せる．口腔内分泌物の吸引や局所麻酔薬の散布に使用できる．イントロックの弯曲は気道の解剖に合致し，マッキントッシュ喉頭鏡と比べて少ない気道操作で間接的に声門を観察できる．

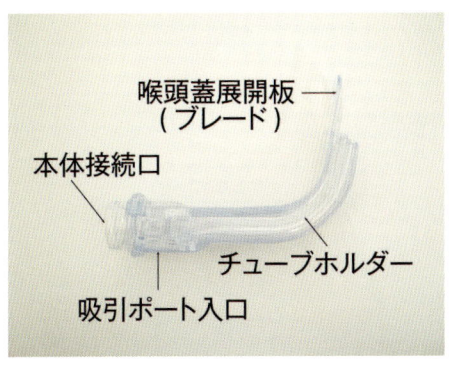

図I-3　イントロック側面

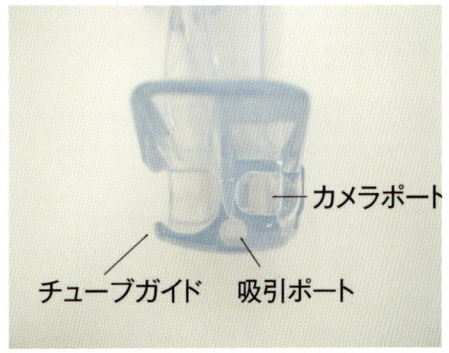

図I-4　イントロック先端

3 組　立

　エアウェイスコープ本体とイントロックを結合させた重量は乾電池を含めて約480gである．全長は約28cmになる．イントロックの厚みは口腔内に入る部分が18mm，本体との接合部が25mmである．最低20mm程度の開口が必要であり，口の中でブレードを自由に動かすためには25mm程度開口できることが望ましい．

　軟性コード先端のCCDカメラとイントロックのカメラポート先端の透明膜との間に隙間があると視野が悪い．軟性コードが保護管の中で緩まないように注意しながら組み立てる．カメラヘッドと透明膜の間に隙間が生じる時には，本体を少し捻りながらイントロックに挿入する．

　エアウェイスコープには曇り止め機能がない．イントロックのカメラポート透明膜の外側に曇り止め液を少量塗布する．

図I-5　気管チューブを装着したエアウェイスコープ

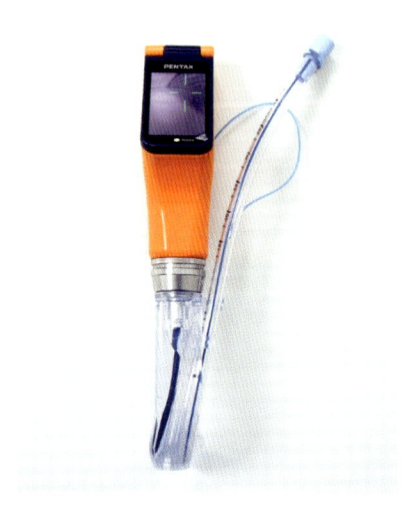
正面

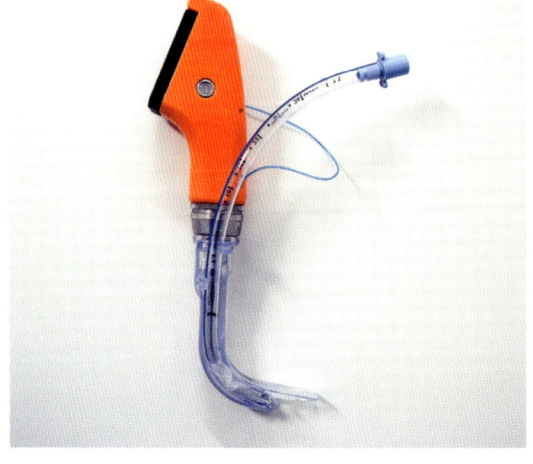
側面

4 カメラヘッドの向き

　CCDカメラヘッドの向きとチューブの進行方向が同一ではない．チューブはチューブガイドに沿ってブレードの真正面に進んでいく．一方，カメラヘッドはチューブホルダーの左後方から右前方に傾いて設置されている．斜め後ろからの視点によってチューブで視野が妨げられないように設計されている．チューブの進行方向と気管軸を一致させるとチューブが抵抗なく気管に挿入できる．この状態ではカメラヘッドが声門を少し左側から観察している．モニター画面の中央よりやや右側に声門が見える．左右の披裂喉頭蓋ヒダが対象的には見えず，左側の小角結節や楔状結節が大きく写る．

　カメラヘッドの向きが気管軸に一致した状態ではブレードの先端方向が正中より左側を向いている．エアウェイスコープ自体が反時計回りに少し回転した状態である．モニター画面の中央に声門が見え，左右の披裂喉頭蓋ヒダが対照的に見えることが多い．この状態では気管チューブが右側の披裂軟骨にはじかれたり，左側の前庭ヒダや声帯に衝突することが多い．

図I-6
カメラヘッドの向きと気管チューブの進路

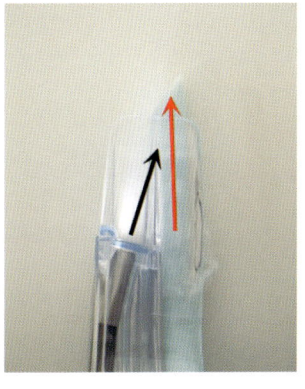

カメラヘッドの向き（黒矢印）が気管チューブの進行方向（赤矢印）と15°で交差する．

図I-7
チューブの進行方向と気管軸が一致

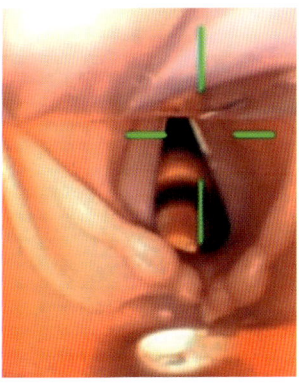

左側の披裂喉頭蓋ヒダの方が大きく見える．

図I-8
カメラヘッドと気管軸が一致

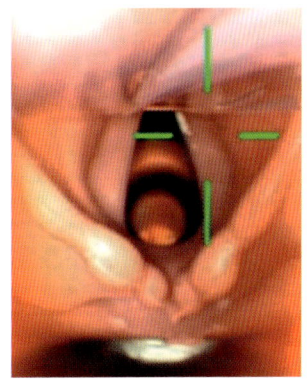

披裂喉頭蓋ヒダが左右対称に見える．

II 解 剖

1 口腔・咽頭・喉頭

図II-1 気道の正中矢状面

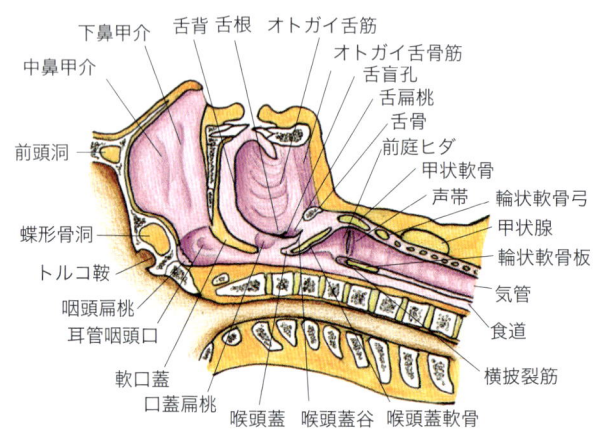

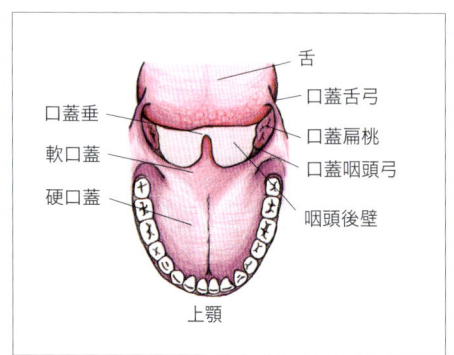

図II-2 口蓋

挿管時の頭位で口蓋から咽頭を観察．

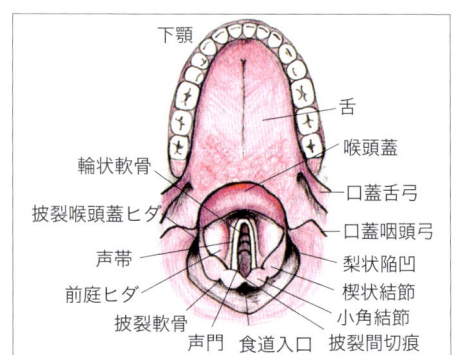

図II-3 喉頭

挿管時の頭位で咽頭から喉頭を観察．

2 エアウェイスコープ進入経路

　カメラヘッドは上顎切歯→硬口蓋→軟口蓋→口蓋垂→（喉頭蓋）→咽頭後壁→声門の順に画像を描出する．口蓋の弯曲に沿って挿入し，口蓋垂から咽頭後壁に沿うように進入した時には喉頭蓋は確認できないことが多い．

図Ⅱ-4　エアウェイスコープ画像と進入部位

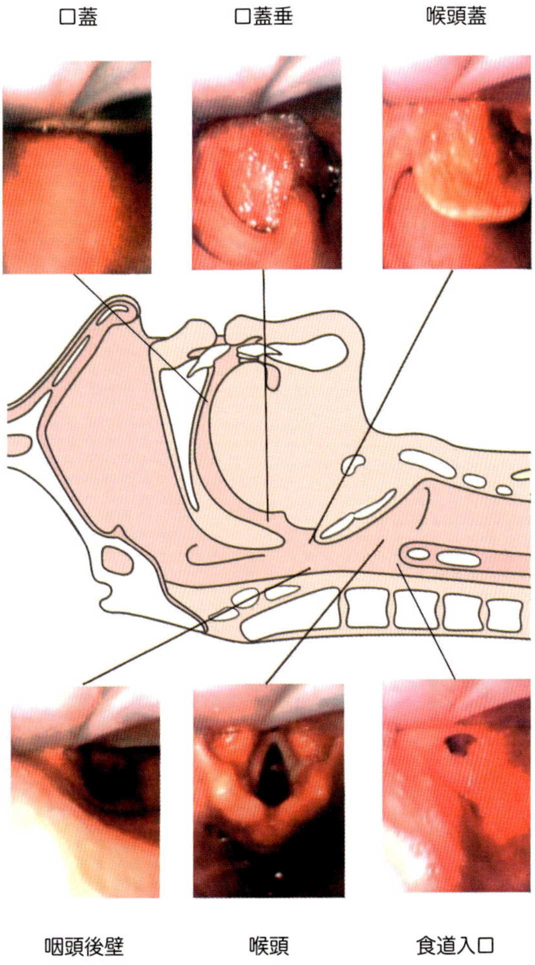

口蓋　　　口蓋垂　　　喉頭蓋

咽頭後壁　　喉頭　　　食道入口

III 基本操作

1 頭 位

　エアウェイスコープの使用法は従来のマッキントッシュ喉頭鏡とはまったく異なる．マッキントッシュ喉頭鏡による気管挿管では頭を高くしてスニッフィングポジションにする．これにより口腔，咽頭，喉頭の3軸が同一線上に一致しやすくなり，声門が直視しやすい．しかし，声門を間接視するエアウェイスコープでは頭を高くする必要がない．逆に頭を高くするとエアウェイスコープの柄が胸壁にぶつかりやすい．ブレードが口に入れにくく，カメラヘッドが硬口蓋を向かない．舌を咽頭に押し込みやすい．エアウェイスコープでは低い円座に留め，頭を軽く後ろに反らす．

図III-1　エアウェイスコープの挿入に適した頭位

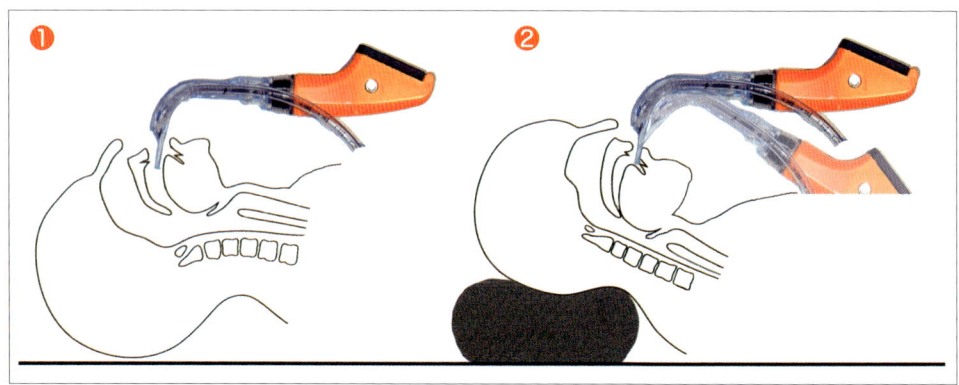

❶枕を外した頭位
　エアウェイスコープ本体を水平から前倒しの状態で口腔に挿入できる．カメラヘッドを口蓋に向けやすい．

❷枕を入れた頭位
　頭を高くすると胸壁にエアウェイスコープの柄が当たる．胸壁を避けるとカメラヘッドが舌表面に向かい，舌を咽頭に押し込みやすい．

2 挿　入

　通常通り大きく開口する．下顎を胸壁に押し付けるように地面に向けて開口すると顎を引いた状態となり，胸元のワーキングスペースが減る．頭を反らせた状態で下顎を尾側に向かって広げる．口角の右端でクロスフィンガーを用いて開口状態を保持する．カメラヘッドが地面に向くように左手でエアウェイスコープの重心付近を握る．スコープ本体を水平より前倒した状態に保ち，正中で口へ挿入する．この時点で術者の視点をモニター画面に移すと硬口蓋が写っている．軟口蓋先端の口蓋垂を確認し，カメラヘッドを口蓋垂に近づける感覚で，口蓋の弯曲に沿わせてブレードを奥に挿入する．舌表面に沿わせるのではなく，口蓋の弯曲に沿って挿入し，さらに咽頭後壁をたどるように進入させる．喉頭蓋を確認する必要はないが，喉頭蓋がモニター画面中央に見えるとスコープが正中からアプローチできている証拠である．

　マッキントッシュ喉頭鏡と異なり，エアウェイスコープではブレードで舌を左側に圧排する動作はまったく必要ない．マッキントッシュ喉頭鏡のように右口角から斜めに挿入するとカメラヘッドが舌の脇に迷入してオリエンテーションがつきにくい．最初から最後まで正中矢状面で操作する．

図Ⅲ-2 エアウェイスコープの挿入

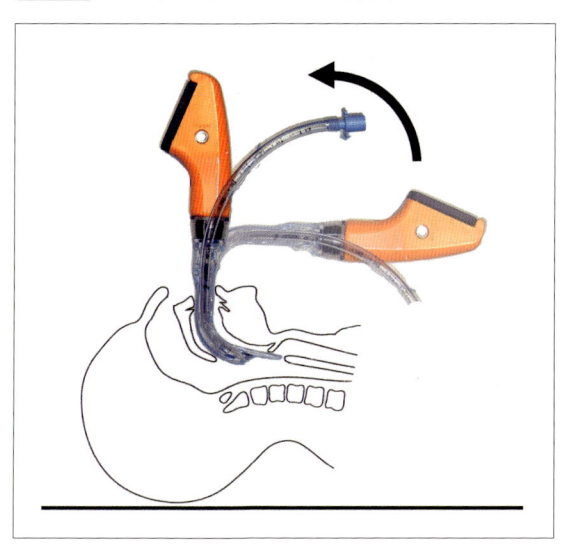

口蓋の弯曲に沿わせてイントロックの先端を咽頭後壁の直前まで進入させると自然にスコープ全体が垂直になる．口蓋垂から咽頭後壁の表面をかすめるように挿入する．

3 挙 上

　口蓋垂から咽頭後壁に沿わせて，咽頭の表面を観察しながらエアウェイスコープ本体を手前に回転させながら挿入するとスコープが垂直に立った状態になり声門が見える．この時点でブレード先端は喉頭（喉頭蓋の下側）に達している．声門全体が見えるようにエアウェイスコープを挙上し，モニター画面のターゲットマークに声門を合わせる．エアウェイスコープを左手でしっかり固定し，右手でチューブガイドに沿ってチューブを押し込むと自然にチューブが気管に入る．

　喉頭蓋を確認しようと意識しすぎると，ブレードが舌の表面に沿って挿入され先端が喉頭蓋谷に入りやすい．ブレード先端が喉頭蓋谷にあっても声門は確認できる．しかし，チューブを進めるとブレードとの間に喉頭蓋が挟まってチューブが声門へ入らないのでブレード先端は必ず喉頭蓋の下側に入れる．

図Ⅲ-3 エアウェイスコープの挙上

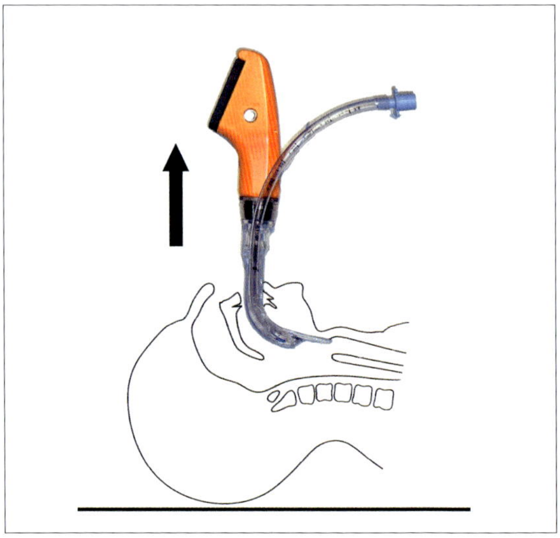

気管軸に対して垂直に挙上する．

4 挿　管

　エアウェイスコープでは声門の視野を妨げるものがなく，最初から最後までチューブの挿入が確認できる．声門レベルで挿入の深さを確認したら，チューブを右側にずらしてホルダーから外す．チューブが抜けないように右手でチューブを保持しながら，エアウェイスコープを舌表面の弯曲に沿わせながら抜き去る．なお，チューブスタイレットを使用しないので，チューブが気管に入ったらすぐに麻酔回路を接続し，ただちに人工呼吸を始めることができる．

図Ⅲ-4　チューブ挿入〔文献10〕より引用〕

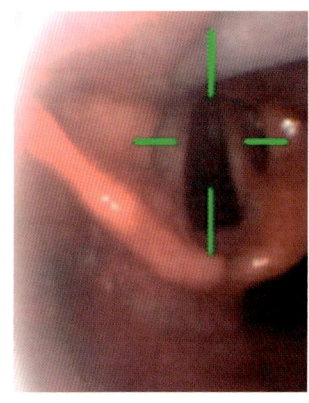 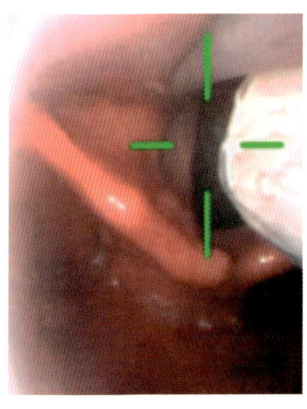 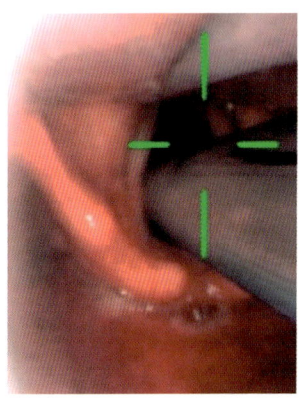

①ターゲットマークに声門捕捉．　　②チューブ挿入．　　③チューブの深さ確認．

IV 応 用

1 経鼻挿管

　エアウェイスコープは経鼻挿管にも適している[21)25)29)40)]．経鼻チューブを咽頭まで挿入し，次いでエアウェイスコープを口腔に挿入する．経鼻挿管では，ブレードが喉頭蓋谷に位置していても問題ない．エアウェイスコープで声門を見ている状態で経鼻チューブを進めていくとモニター画面にチューブの先端が現われる．さらにチューブを進め気管入口部に誘導する．チューブの先端と声門が一致しない場合は，体表から喉頭を右あるいは左に押して一致させる．チューブの弯曲を利用して，チューブを捻って先端を移動させてもよい．マギール鉗子は必要ない．チューブ先端が気管前面の輪状軟骨弓に引っかかる場合は，チューブを時計回りに捻る．さらにスコープの挙上を弱めると，ベーベルが輪状軟骨弓を越えやすい．

　チューブの先端が声門に誘導できない場合には，ガムエラスティックブジーが有効である[56)59)60)]．曲がったブジー先端を回転させることによって声門に誘導し，それをガイドにチューブを挿管する．

図IV-1 経鼻挿管

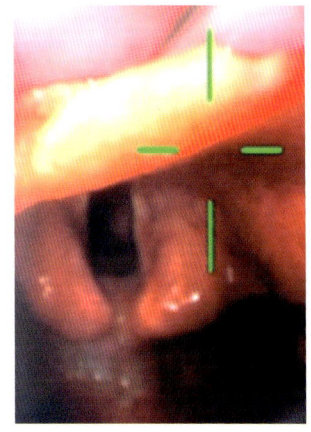
①声門確認．

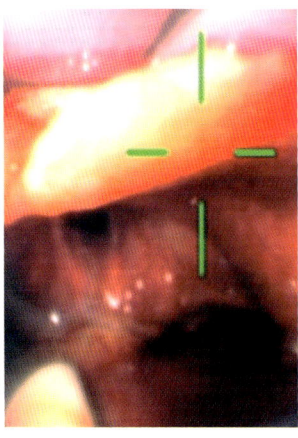
②経鼻チューブと声門を同一視野で確認．

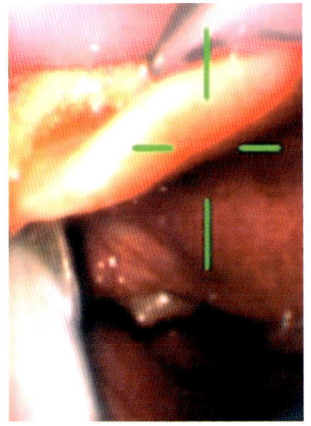
③チューブ誘導．

2 意識下挿管

　エアウェイスコープは意識下挿管に適している[4)5)8)36)39)41)60)]．ブレードの弯曲が口腔・咽頭の解剖に合致しているので患者への負荷が少ない．気管支ファイバーをガイドにした挿管より視野の確保が著しく容易である．舌根から咽頭，喉頭蓋に局所麻酔を施行したのちエアウェイスコープで声門を確認する．吸引ポート経由で気管シリンジを気管内に挿入し局所麻酔薬を散布し，そのままの視野でチューブを挿入できる．気管内まで確実に局所麻酔薬を散布できる気管シリンジの有効長は22cm程度必要である．気管チューブに麻酔回路を接続しておけば酸素が持続的に投与できる．口腔内の分泌物は気管チューブ経由あるいはエアウェイスコープの脇から吸引チューブを入れて除去する．

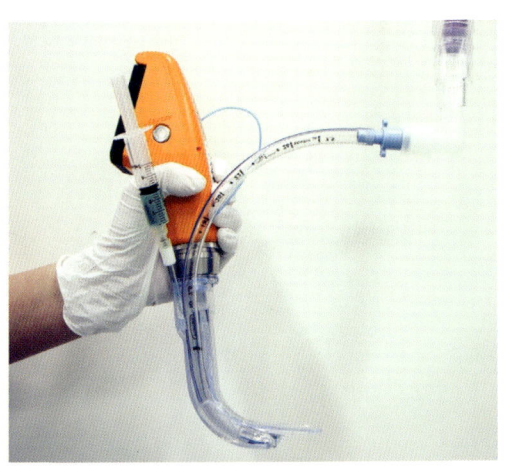

図Ⅳ-2 意識下挿管用の装備

気管チューブを装填し，麻酔回路を接続すると，持続的に酸素が投与できる．吸引ポートに局所麻酔薬を充填した気管シリンジを装填する．
〔文献39〕より引用〕

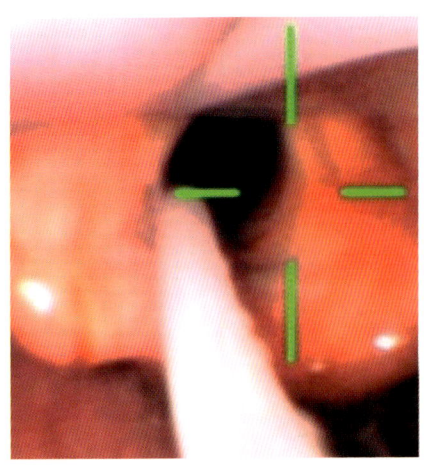

図Ⅳ-3 気管シリンジ

気管シリンジで気管内に局所麻酔薬を直視下に噴霧する．

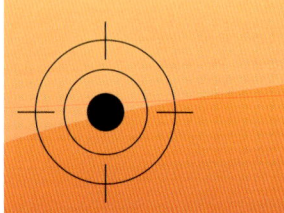

Ⅴ 実　績

1 臨床成績

　旭川医科大学の鈴木ら[11]は手術患者100名においてマッキントッシュ喉頭鏡とエアウェイスコープの視野を比較した．マッキントッシュ喉頭鏡では，Cormack分類Ⅰが65名，分類Ⅱが24名，分類Ⅲが11名であったのに対し，エアウェイスコープではすべて分類Ⅰ相当の視野が得られたと報告している．エアウェイスコープで全例挿管に成功し，挿管時間の平均は19.5±7.9（SD）秒（範囲7〜44秒）であった．

　関西医科大学のAsaiら[45]も手術患者100名においてエアウェイスコープを使用している．歯牙損傷の危険性のために使用を中止した1名を除いた99名で良好な声門視野が得られ，98名で気管挿管した．挿管時間の中央値は35秒（範囲5〜120秒）であった．

　著者ら[52]は手術患者405名にエアウェイスコープを使用して挿管した．全例で気管挿管に成功し，挿管時間の平均は42.4±19.7（SD）秒（範囲13〜192秒）であった．全体で92％の症例で1分以内に挿管が終了した．

　マッキントッシュ喉頭鏡で挿管困難であった症例に対しエアウェイスコープが効果を発揮する[18〜20,29,36,47,50,56,61,62,65]．小額，頚椎可動域制限，火傷瘢痕，肥満などさまざまな原因によってマッキントッシュでは喉頭展開が困難であった症例に有効であったという報告である．マッキントッシュ喉頭鏡でCormack分類ⅢあるいはⅣの症例であってもエアウェイスコープでは声門画像が得られ気管挿管に成功している．

2 頸椎の動き

　　エアウェイスコープは気道の解剖に合致しているので気管挿管時の頸椎の動きがマッキントッシュ喉頭鏡より少ない[34)46)]．第1頸椎から第4頸椎間の角度の変化が約40％少ない[34)]．しかし，喉頭蓋をすくい上げる動作によって高位の頸椎が前方に移動する．エアウェイスコープであっても頸椎の安定性を保つためには頭頸部を固定する必要がある．

図V-1 頭頸部側面のレントゲン写真〔文献34)より引用〕

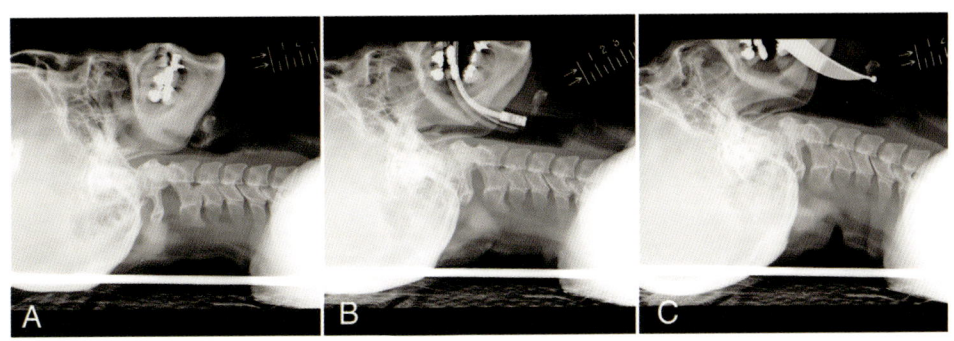

A：中間位ベースライン　　B：エアウェイスコープ　　C：マッキントッシュ喉頭鏡

図V-2 挿管時の頸椎の動き〔文献34)より引用〕

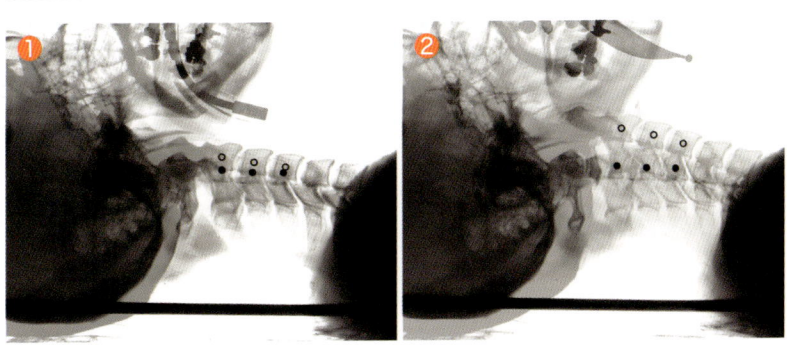

❶エアウェイスコープ　　❷マッキントッシュ喉頭鏡．
黒丸はベースラインの頸椎の位置，白丸は最良の視野が得られた時の頸椎の位置．エアウェイスコープではマッキントッシュ喉頭鏡より動きが少ない．

3 頚椎固定

　頚椎疾患によって頭頚部の安静を保つ必要のある患者に対してエアウェイスコープの有効性が報告されている[47]．リウマチ病変や頚椎の外傷のために用手で頭頚部を固定した患者で使用されている．マッキントッシュ喉頭鏡でCormack分類Ⅲあるいは Ⅳであってもエアウェイスコープで容易に挿管に成功している．

　横浜市立大学のKoyamaら[30]は頭頚部を粘着テープで固定したマネキンを用いて，エアウェイスコープとマッキントッシュ喉頭鏡の挿管環境を比較した．エアウェイスコープの平均挿管時間は16.6±11.2(SD)，ガムエラスティックブジーを利用したマッキントッシュ喉頭鏡では29.4±10.9(SD)であった．

　獨協医科大学のEnomotoら[55]は手術患者203名において，用手的に頭頚部を固定した状態でエアウェイスコープとマッキントッシュ喉頭鏡を比較した．エアウェイスコープでは全例で声門が良好に確認できたが，マッキントッシュ喉頭鏡では22名の声門が確認できなかった．挿管成功率はエアウェイスコープが100％であったのに対し，マッキントッシュ喉頭鏡では89％で有意差を認めた．

VI トラブルシューティング

1 ブレードが口に入らない

- 枕を外す
- 頭頸部を後屈させる

　エアウェイスコープ本体にイントロックを装着すると全長が約28cmである．頸が短い肥満者や胸郭が発達した患者，前胸部がせり出した患者では柄の部分が前胸壁に当たってしまい，ブレードを口に挿入できないことがある．胸壁をよけるとエアウェイスコープが立ってしまい，ブレード先端が舌表面にぶつかり舌を咽頭に押し込むことになる．このような場合は枕を外し，頭頸部を後屈させ，胸元のワーキングスペースを確保する．頭頸部を反らせたことによって口も大きく開けることができる．できるだけ頸を反らせてエアウェイスコープの柄が胸壁に当たらないようにして挿入する．

図VI-1

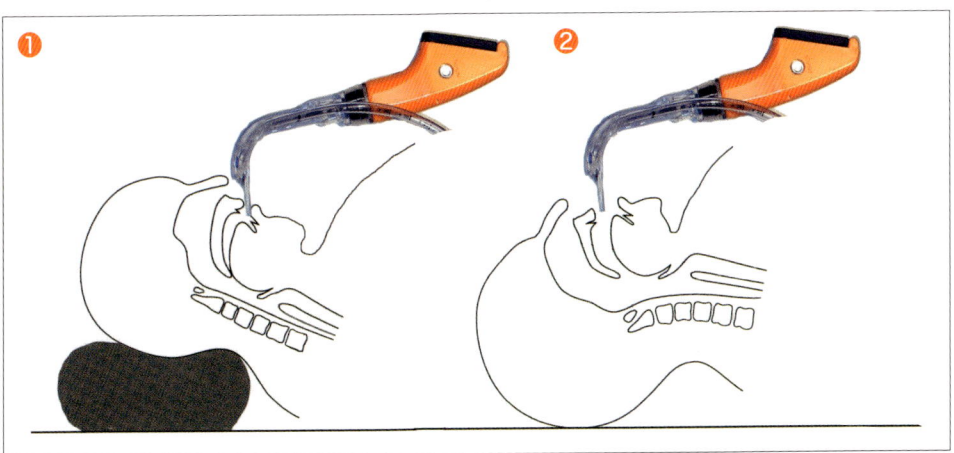

❶エアウェイスコープの柄が胸壁に当たり，口に入らない．
❷枕を外し，頭頸部を後屈すると入りやすい．

➡ イントロックを先に入れる（POテクニック）

　旭川医科大学の鈴木ら[11]は，エアウェイスコープの柄が胸壁に当たって挿入できない場合の方法としてpilder-on(PO)テクニックを提唱している．エアウェイスコープとイントロックをあえて組み立てずに，チューブだけを装着したイントロックを先に口に挿入する．イントロックを盲目的にある程度挿入し，後からエアウェイスコープ本体を口の中で組み立てる．接合後は通常と同じ操作で声門を観察し，気管挿管する．

図VI-2　POテクニック

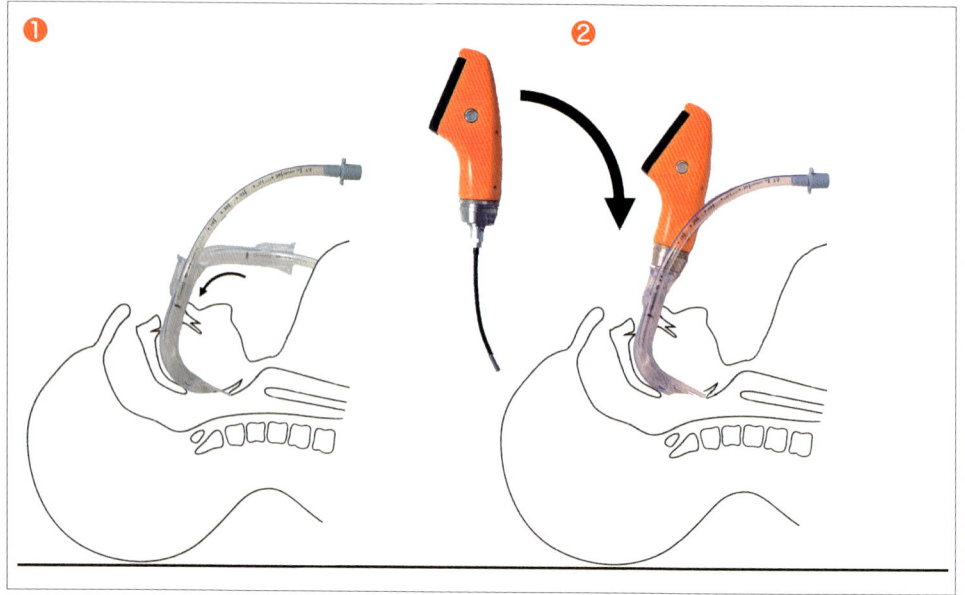

❶気管チューブを装備したイントロックだけを咽頭に挿入する．

❷エアウェイスコープ本体を口に入れたイントロックに装着する．

2 口蓋垂が見えない

➡ エアウェイスコープを正中に保つ

　口蓋垂が確認できればカメラヘッドが正中に向いている証拠である．つまりカメラヘッドが正中に向いていないと口蓋垂が見つけられないということである．口の中央から挿入し，画面モニターで硬口蓋の正中線をたどって奥に向かうと軟口蓋の先端に口蓋垂が現われる．カメラヘッドが正中から外れないように注意する．マッキントッシュ喉頭鏡に慣れた医師は斜めにエアウェイスコープを挿入してしまう傾向があるので特に注意が必要である．口蓋の正中線をたどるように意識する．

➡ エアウェイスコープを前倒しにする

　喉頭蓋を見つけようとする意識が強いとブレードを口に入れた直後からエアウェイスコープを立ててしまいがちである．しかし，カメラヘッドが口蓋に向いていないと口蓋垂が見つけられない．エアウェイスコープ本体を水平よりさらに前傾させて挿入するのがポイントである．患者が顎を引いた状態や胸元が窮屈な場合には柄が前胸壁に当たってしまい，思うようにカメラヘッドを口蓋に向けられない．そのためブレード先端が尾側に向き舌を咽頭に押し込みやすい．この状態では舌表面しか見えないが，頭頚部を後屈させ，さらにエアウェイスコープを前方に倒してカメラヘッドを口蓋に向かわせると視野が開ける．

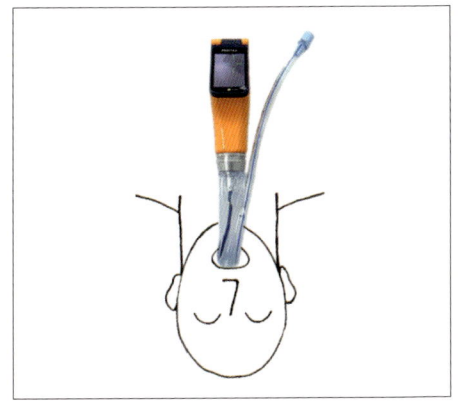

図Ⅵ-3　正中保持

すべての操作を正中矢状面で行う．

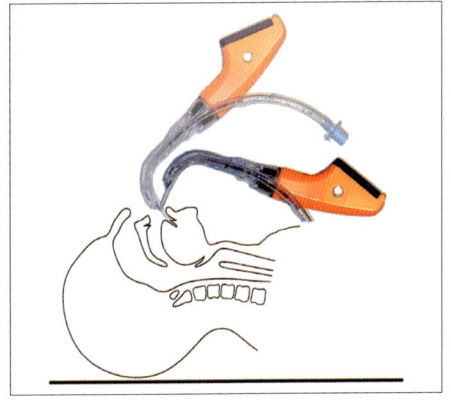

図Ⅵ-4　前傾

カメラヘッドを口蓋に向ける．

第1部　エアウェイスコープの使用法

3 喉頭蓋がすくい上げられない

➡ 浅くしてから再挿入

　ブレードの先が喉頭蓋谷に入り込んで喉頭蓋をすくい上げられないことがある．画面モニター上ではブレード先端をそのまま奥に押し込めば喉頭蓋の裏側に入るように見える．しかし，エアウェイスコープが垂直に立っている状態のままではブレード先端が喉頭蓋の尾側（下側）に入らない．そこでエアウェイスコープ本体を一度前傾させブレードを思い切って浅くしてから，口蓋垂を再確認する．カメラヘッドを口蓋垂にぶつけるイメージで軟口蓋から咽頭後壁に近づきブレードを咽頭に深く進める．舌表面の弯曲に沿わせるのではなく，口蓋の弯曲に沿わせるのがポイントである．

図Ⅵ-5 喉頭蓋のすくい上げ

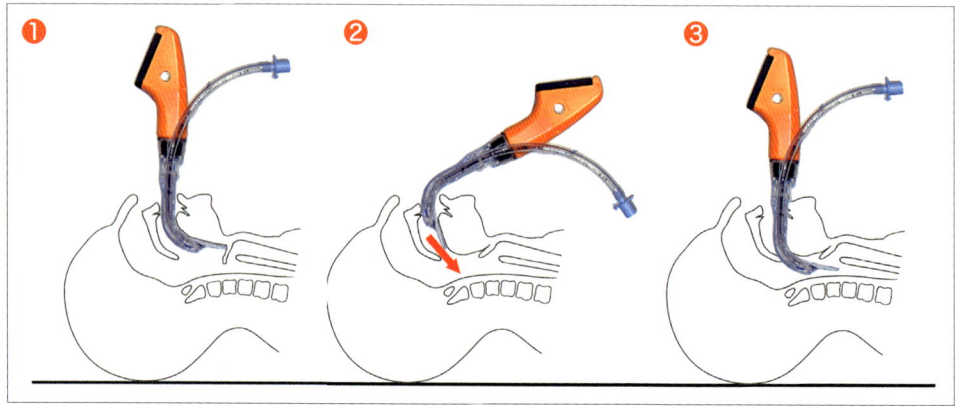

❶ブレード先端で喉頭蓋を押し込んでいる．

❷思い切ってエアウェイスコープを浅くして口蓋垂を確認してから再挿入する．

❸カメラヘッドを口蓋垂にぶつけるような気持ちで下咽頭に挿入する．

➡ 正中から再挿入

　ブレードの先端が正中から外れて口蓋咽頭弓に衝突して喉頭に入らないことがある．ブレード先端の片側が口蓋咽頭弓や披裂喉頭蓋ヒダに引っかかった状態になり，声門をターゲットマークに捉えることができない．このような場合にはエアウェイスコープを一度後退させ，喉頭蓋を指標にスコープを正中に戻す．再び咽頭後壁表面をたどるようにして喉頭蓋の下側にブレードを挿入する．

➡ ガムエラスティックブジーを利用する

　ブレード先端が喉頭蓋谷にあるとチューブが喉頭蓋に当たって気管に入らない．どうしても喉頭蓋がすくい上げられない時にはこの状態でガムエラスティックブジーをチューブ経由で気管に挿入する．ガムエラスティックブジーの先端の弯曲を利用して喉頭蓋をよけて挿入し，これをガイドに気管チューブを挿入する[48)59)]．

➡ 経鼻挿管に切り替える

　どうしても喉頭蓋がすくい上げられない場合には経口挿管をあきらめて経鼻挿管に変更する[57)]．経鼻挿管では喉頭蓋をすくい上げる必要がない．

4 食道入口部が見える

➡ ゆっくり持ち上げる

　喉頭蓋を確認せずにブレードを咽頭の奥まで押し込むと食道入口部が見えることがある．エアウェイスコープを上方に持ち上げると食道入口部が縦長になり，声門と間違えることがある．しかし，食道入口の手前上方に輪状軟骨板の隆起が見えるのでエアウェイスコープを少し戻しながらさらに挙上すると披裂間切痕が見え，披裂軟骨がブレード先端から開放されると視野が開けて声門が見える．エアウェイスコープを一気に持ち上げると喉頭蓋まで外れて視野に落ちてくる．エアウェイスコープをゆっくり持ち上げる．

5 喉頭蓋が喉頭展開板から落下する

➡ 捻りながら持ち上げる

　エアウェイスコープを挙上している途中で，声門が見えるのとほとんど同時に喉頭蓋が落ちてくる場合がある．これはブレードの掛け位置が浅かったり，ブレードで喉頭蓋をすくい上げる際に喉頭蓋を尾側に押し込んでいる時に見られる．このような場合はエアウェイスコープを単に挙上するのではなく，ほんのわずかにエアウェイスコープを左右に捻りながら，ブレード先端で披裂軟骨をこするように挙上すると極めてゆっくり視野が展開できる．この方法は，組織が徐々にブレードから開放されるので喉頭蓋がずれ落ちることが少ない．

6 チューブが披裂軟骨に当たる

- ➡ ブレードを浅くする
- ➡ チューブ軸と気管軸を合わせる
- ➡ 喉頭を体表から押す
- ➡ チューブを捻る

　ターゲットマークに声門が捕捉されているにもかかわらず，チューブが右側の披裂軟骨にはじかれて声門に入らないことがある．エアウェイスコープが深く，ブレード先端が仮声帯にまで達していることが多い．カメラヘッドが声門の真正面を向きすぎている場合も右側の披裂軟骨にチューブが当たりやすい．そこでブレードを少し後退させ，声門を左手前から観察するようにエアウェイスコープのターゲットマークの位置を調整する．ターゲットマークに声門を合わせ直してもチューブがなお披裂軟骨にぶつかる場合は，体表から喉頭を押す．これによって披裂軟骨が下側にずれてチューブが声門に誘導できる．さらに気管チューブを反時計回りに捻ってベーベル開口部を下側に向けると小角結節や楔状結節の隆起を越えやすい．ベーベル先端を披裂間切痕に誘導するのも一手である．

図Ⅵ-1　ブレード先端が深過ぎる

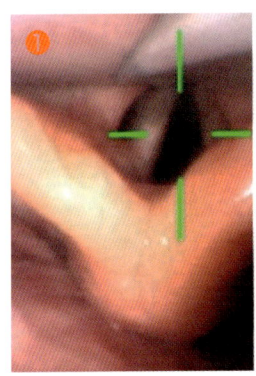
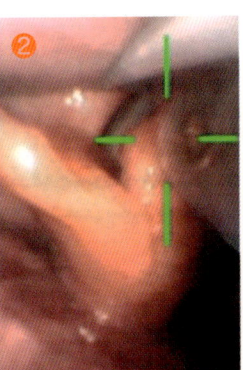
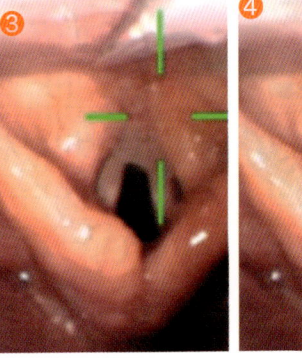
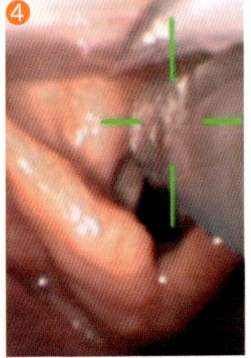

❶ブレード先端が深い．　❷チューブが右側の披裂喉頭蓋ヒダにぶつかる．　❸ブレードを浅くする．　❹チューブが披裂喉頭蓋ヒダにぶつからない．

7 チューブが声帯に当たる

- チューブの進行方向を気管軸に合わせる
- 左手を動かさない

　声門がよく見えているのにチューブ先端が声帯に当たって気管に入らないことがある．カメラヘッドの真正面に声門を位置させると気管チューブは喉頭の左側面に進むので，左側の仮声帯や声帯に引っかかることが多い．無理にチューブを進めるとベベルとともに声門が徐々に視野の奥に沈んでいき，ブレード天板から喉頭蓋が脱落する．そこでカメラヘッドを気管軸に合わせるのではなく，チューブの進行方向と気管軸を合わせる意識をもってターゲットマークに声門を捕捉する．ブレード天板中央の溝の先が声門に向くようにブレードの先を正中に戻す．

　左手によるハンドルの保持が弱い場合にもチューブを進める動作でエアウェイスコープが動いてチューブの進行方向と気管の軸とがずれることがある．気管チューブをいったんホルダー内に収めて，再びブレードの先端を喉頭蓋の下側に入れ，声門をやや左手前から観察するように調整し，ターゲットマークに捕捉する．しっかり左手を保持した状態でチューブを進める．

8 チューブが輪状軟骨に当たる

- エアウェイスコープの挙上を緩める

　気管チューブが声門の奥の輪状軟骨弓にぶつかってそれ以上入らないことがある．経鼻挿管で多く見られる現象である．ベベルが気管の前壁に当たっているのである．経鼻チューブは咽頭の背部から前方に立ち上がって進入するためチューブの進行軸が気管の軸と大きく交差し前壁に衝突しやすい．そこでエアウェイスコープを挙上する力を緩め，チューブ先端が気管の前壁にぶつからないようにする．チューブを時計回りに捻ってベベル開口部を前壁に向けると先端が輪状軟骨弓の隆起を越えやすい．

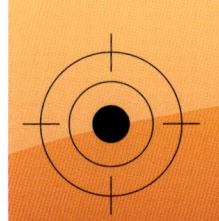

VII 今後の課題

1 らせん入りチューブ

　直線型のらせん入りチューブはターゲットマークの下側にチューブがずれて進むことが多い[33)52)63)]．チューブが細いほど食道方向にそれやすい．したがって，できるだけ太いらせん入りチューブを選択するか，弯曲のあるらせん入りチューブを使用する．チューブが下にそれたら，体表から喉頭を押して披裂軟骨を下にずらせば声門に誘導することができる．いったんベーベルが披裂軟骨隆起を越えてしまえば，らせん入りチューブ自体は軟らかいので軸が合ってなくても円滑に気管に入っていく．

　喉押しでチューブを声門に誘導できない時は，ガムエラスティックブジーをらせん入りチューブ経由で気管に先に挿入し，それをガイドに挿入する[33)56)60)]．

2 声門の左方偏位

　エアウェイスコープのチューブホルダーはイントロックの右側にある．ターゲットマークに声門を合わせると，チューブの進行方向と気管軸が一致するように設計されている．気管や声門が極度に左方に移動した症例では，ターゲットマークで声門を捕捉できてもチューブの進行方向と気管軸がずれてチューブが気管に入らないことがある[5)]．

3 気管チューブの太さ

　現在イントロックは一種類しか販売されておらず，外径8.5～11mmの気管チューブが使用できる．これよりも細い小児用のチューブや，より太いダブルルーメンチューブには対応しない．著者らの経験では，35Ｆのダブルルーメンチューブは潤滑ゼリーを十分に塗布すれば操作性は良くないが挿管は可能である．また，イントロックを改良してダブルルーメンチューブを挿管した報告もある[22)24)28)]．

4 口腔内分泌物・出血

　口腔内の分泌物や出血で視野が悪くなる．これは内視鏡器具に共通する問題であるが，エアウェイスコープは気管支ファイバーに比べてはるかに有利である．分泌物や血液は吸引ポート，気管チューブ経由，あるいはブレードの脇から吸引する．

5 ターゲットマーク以外への挿管

　エアウェイスコープはチューブ誘導機能を有する．ターゲットマークに声門が捕えられれば高い確率で挿管できることが最大の強みである．逆に，ターゲットマークに声門が捕えられない症例では挿管できないということを意味する．しかし，声門そのものが確認できなくても，声門の場所が確信できればモニター画面上でブラインドでも挿管できる可能性はある．このような場合はチューブホルダーを使用せず，別経路でスタイレットを利用して気管チューブを操作する[5)]．

第2部
ビデオクリップ

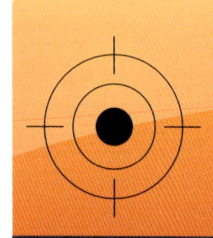

1 典型的気管挿管

口蓋垂を指標にした挿入

症例1 42歳女性　163cm　75kg

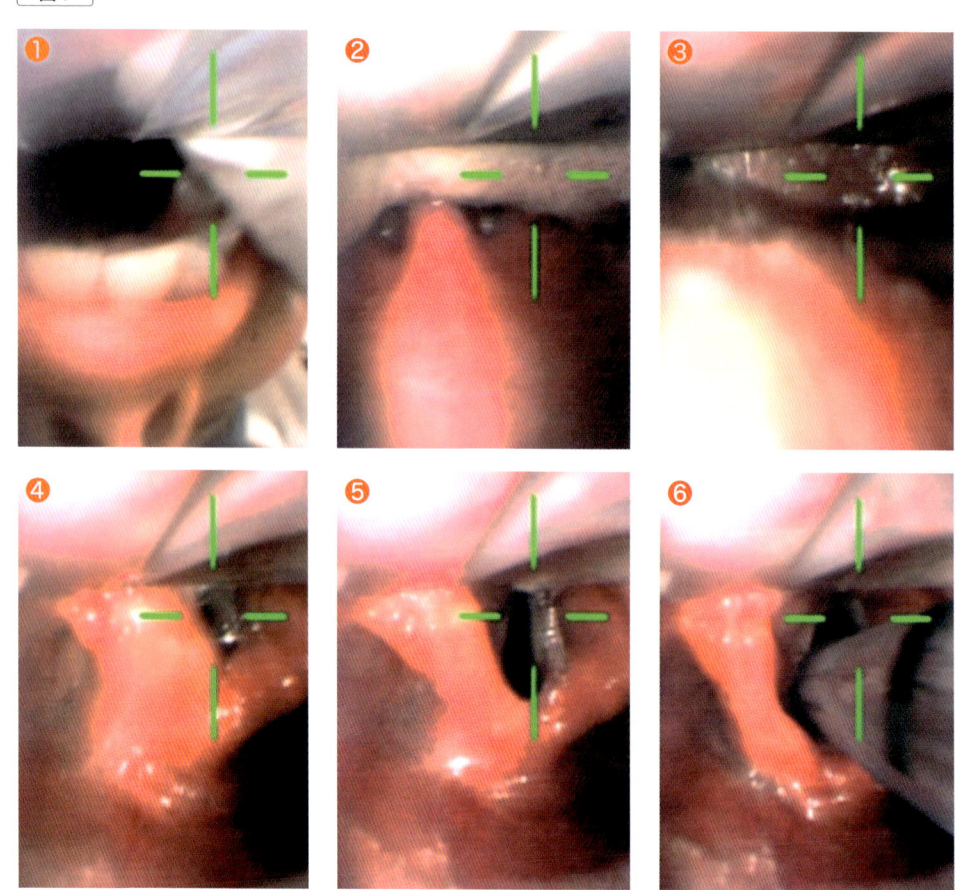

図1

❶口の正中にブレードを挿入する．
❷軟口蓋の正中線をたどりながら口蓋垂を確認する．
❸咽頭後壁の表面に沿って喉頭に進入する．
❹エアウェイスコープを挙上すると披裂軟骨が開放される．
❺ターゲットマークに声門を捕捉する．
❻チューブを挿入する．

口蓋垂と喉頭蓋を指標にした挿入

症例2 46歳女性　156cm　79kg

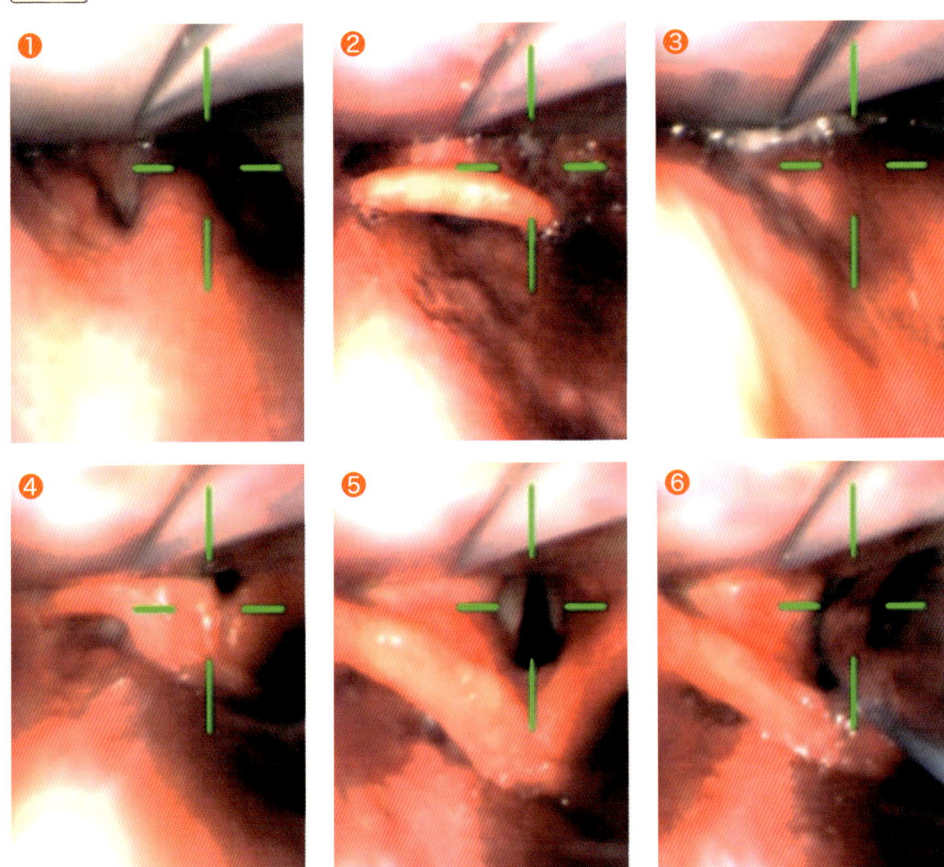

図2

❶口蓋垂を確認する．
❷ブレード先端が喉頭蓋谷に入る．
❸一度ブレードを後退させ，咽頭後壁に沿わせる．
❹エアウェイスコープを挙上する．
❺ターゲットマークに声門を捕捉する．
❻チューブを挿入する．

食道入口部まで先端が進入した症例

症例3 33歳女性　167cm　65kg

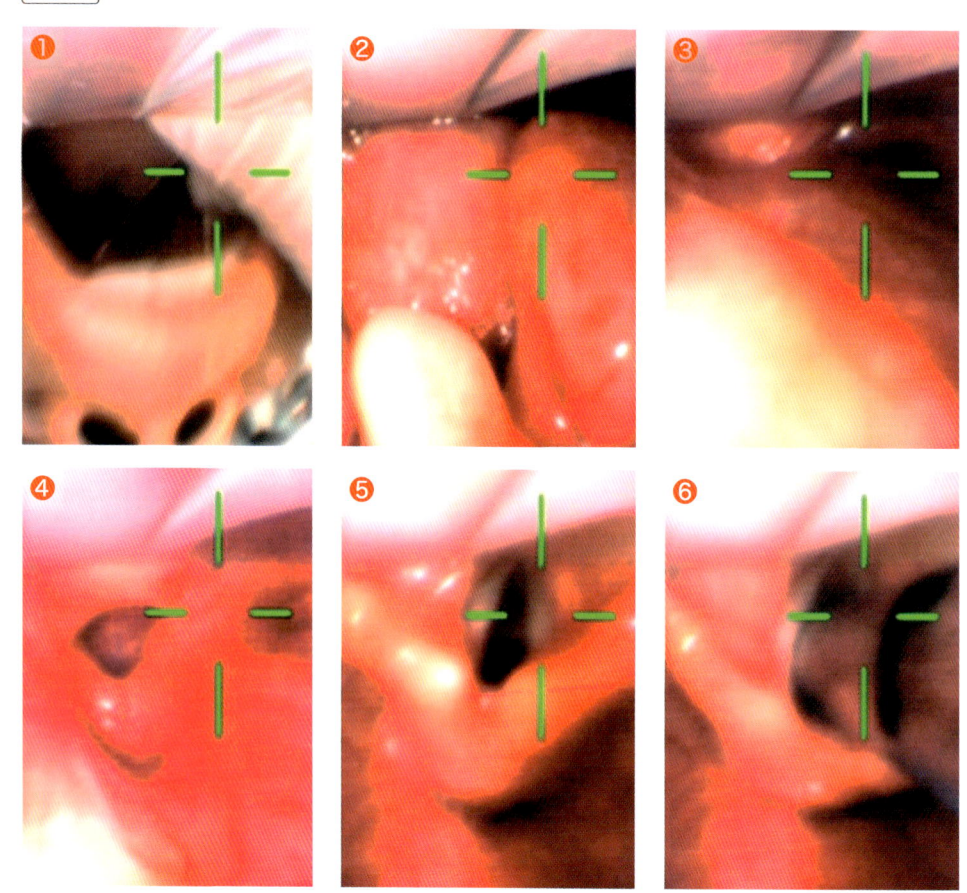

図3

❶正中からブレードを挿入する．
❷口蓋垂を視認する．
❸咽頭後壁に沿って挿入する．
❹食道入口部が見える．
❺スコープを少し引きながら挙上し，ターゲットマークに声門を捕捉する．
❻チューブを挿入する．

2 ブレードが正中からそれる

左側にそれた症例（1）

症例4 67歳女性　149cm　45kg

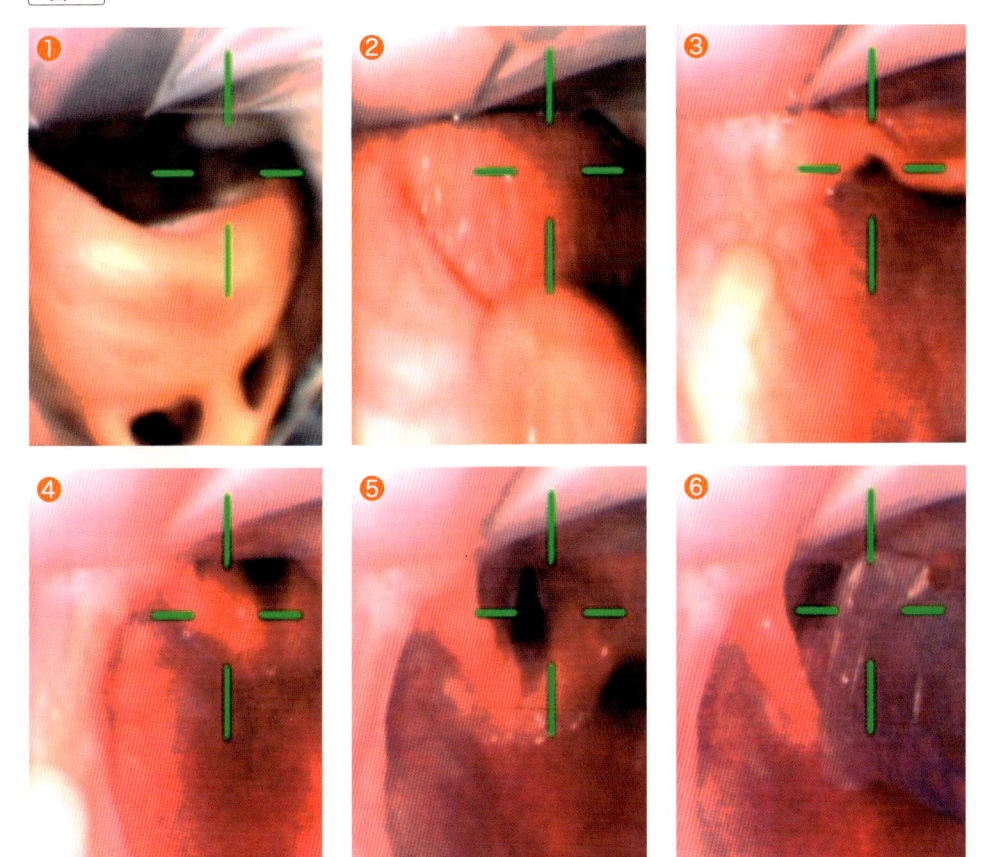

図4

❶正中からブレードを挿入する．
❷口蓋垂を確認したが，ブレードが左側の口蓋咽頭弓に寄って進入する．
❸喉頭蓋をすくい上げようとするが，ブレードの左端が咽頭側壁に当たって深く入らない．
❹ブレード左端が咽頭側壁に引っかかった状態で，ブレード右端で喉頭蓋をすくい上げる．
❺ターゲットマークに声門を捕捉する．
❻チューブを挿入する．

左側にそれた症例（2）

症例5 43歳女性　163cm　78kg

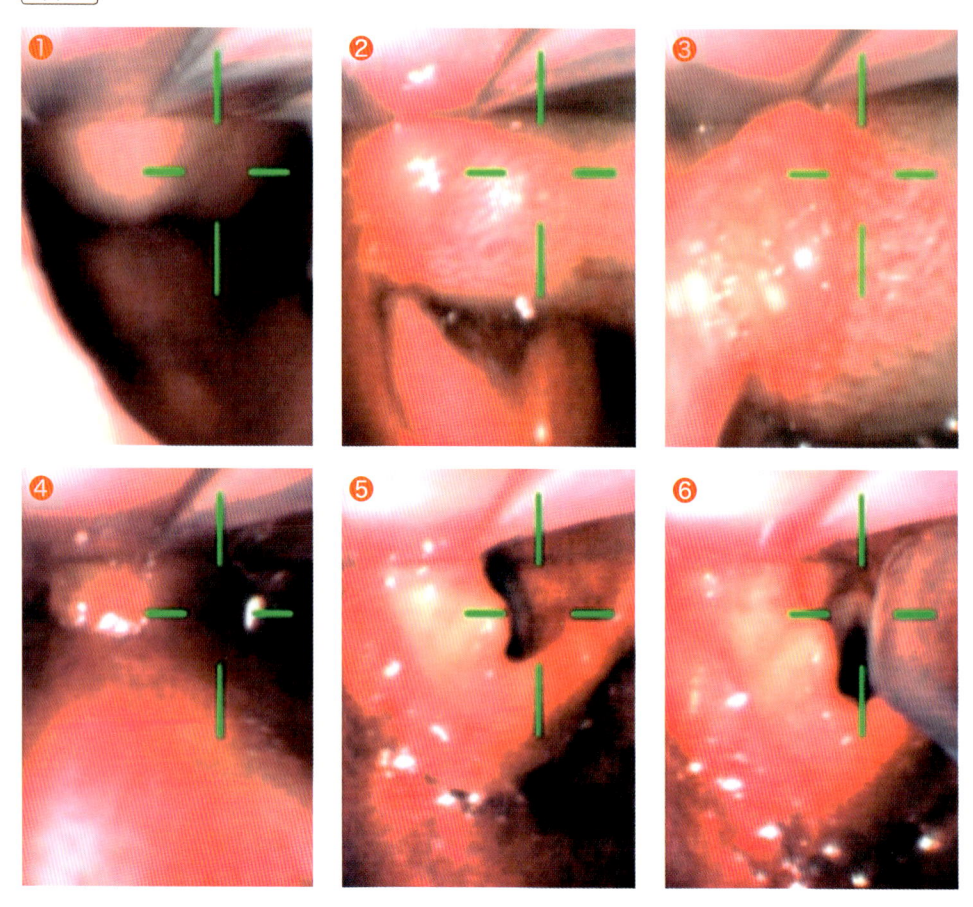

図5

❶口の左からブレードを挿入した．
❷口蓋垂が画面右下に一瞬見える．
❸ブレードが左側に進入し，左舌根に衝突する．
❹ブレードを後退させる．
❺エアウェイスコープを挙上し声門を確認する．ブレード先端が楔状結節に衝突している．
❻ターゲットマークに声門を捕捉し，右の披裂軟骨を避けながらチューブを挿入する．

左側にそれた症例（3）

症例6　26歳女性　175cm　72kg

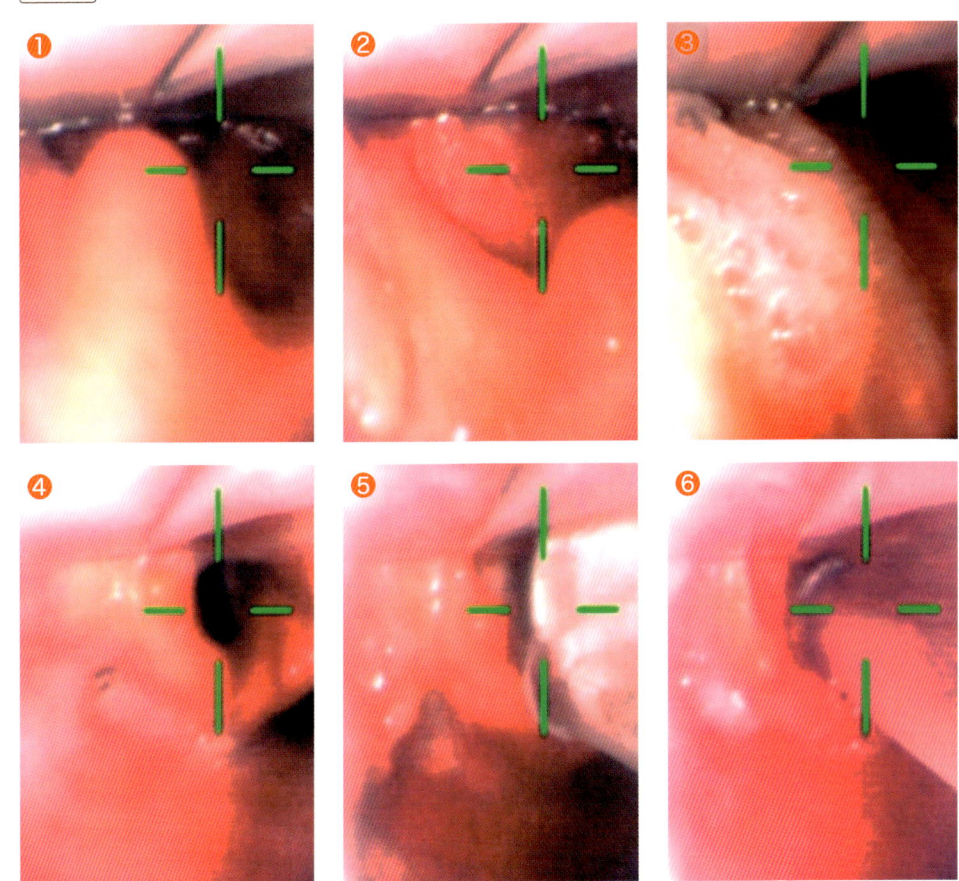

図6

❶正中からブレードを挿入し，口蓋垂を確認する．
❷カメラヘッドが口蓋垂をすり抜けたところから左にそれる．
❸ブレード左端が口蓋咽頭弓にぶつかり喉頭に進入できない．
❹口蓋咽頭弓にぶつかりながらも，喉頭蓋をすくい上げ声門を視認する．
❺チューブを進める．
❻円滑に挿管した．

左側にそれた症例（4）

症例7 76歳男性　174cm　69kg

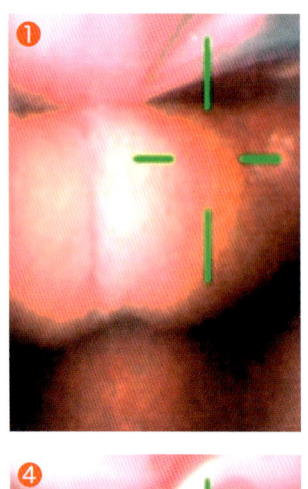

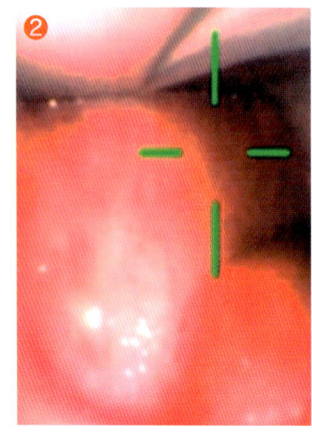

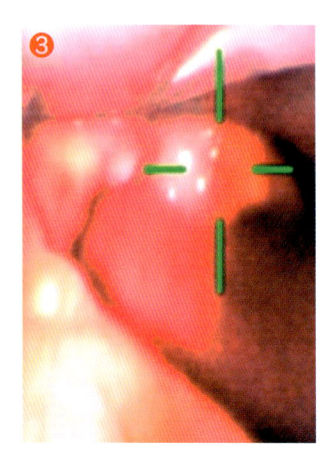

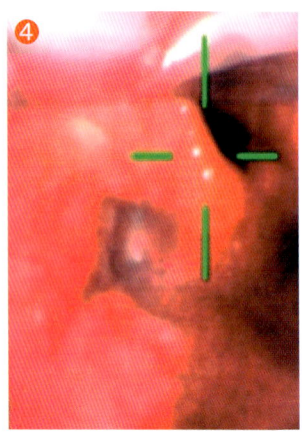

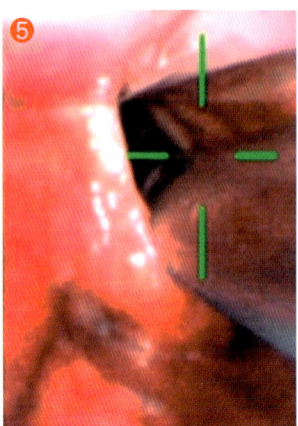

図7

❶舌を押し込みながら進入した．
❷舌をかわかすことに意識が集中して，ブレードが急激に左側に進む．
❸ブレードが口蓋咽頭弓にぶつかり，喉頭に進入できない．
❹ブレードの左側が口蓋咽頭弓にぶつかりながらも気管入口部の下側を確認する．
❺チューブが挿入できた．

右側にそれた症例（1）

症例8 81歳男性　155cm　64kg

【開口25mm】

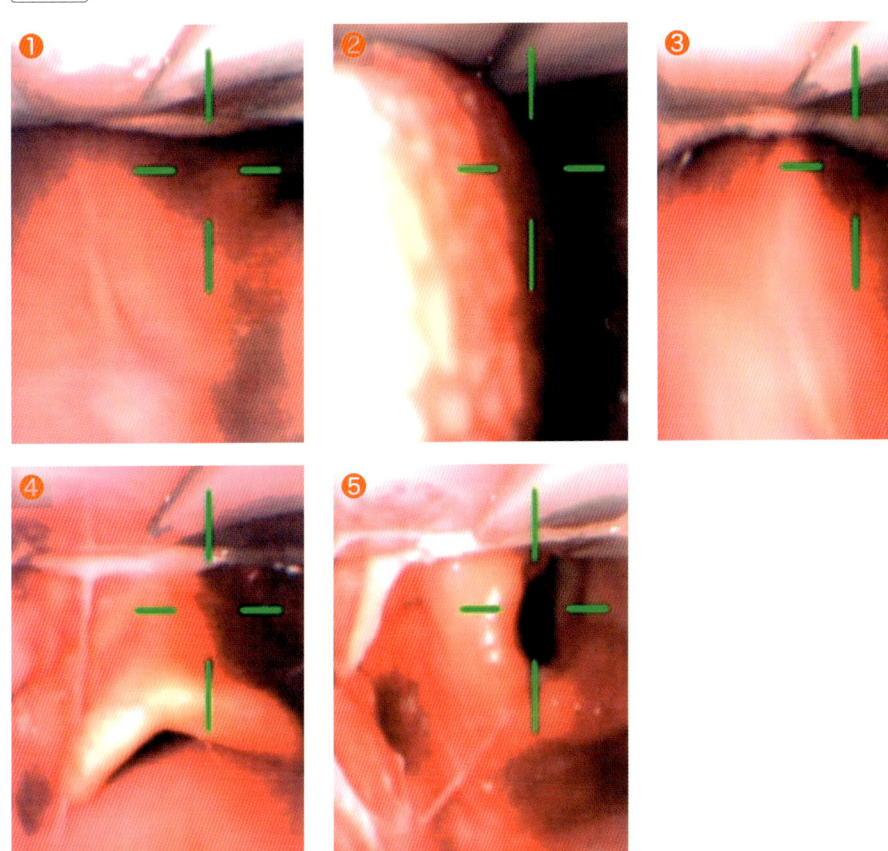

図8

❶口蓋の正中線がよく見える．
❷ブレードが右側にずれ，舌根部に迷入した．
❸ブレードを口蓋垂まで後退させる．
❹喉頭蓋を確認する．
❺喉頭蓋をすくい上げて，ターゲットマークに声門を捕捉した．

右側にそれた症例（2）

> 症例9　69歳女性　142cm　58kg

【口腔が小さくスコープを動かしにくい】

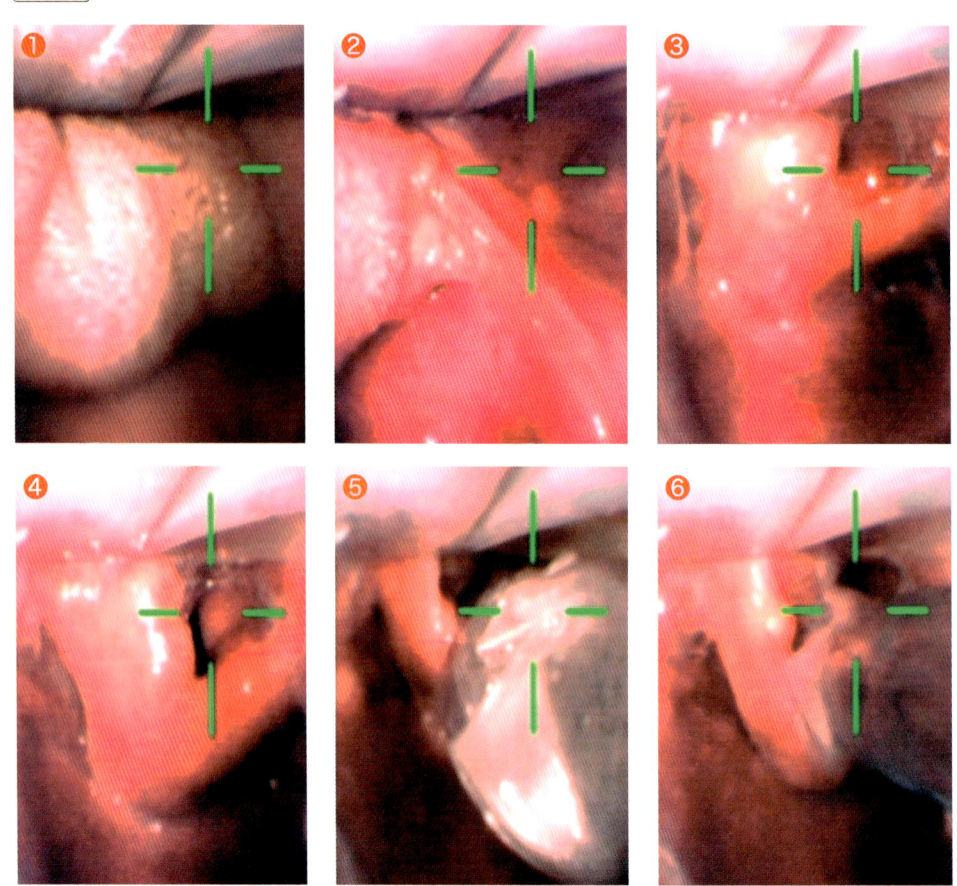

図9

❶舌を押し込みながら進入し，右側の舌根部に迷入した．
❷ブレードが口蓋舌弓に衝突する．
❸ブレードを後退させて再挿入する．今度はブレードが左に偏位した．
❹ブレードが深く右側の仮声帯だけが見える，気管軸とチューブの進行方向がずれている．
❺チューブが気管へ入らない．
❻ターゲットマークを声門に合わせ直してチューブを挿入する．

右側にそれた症例（3）

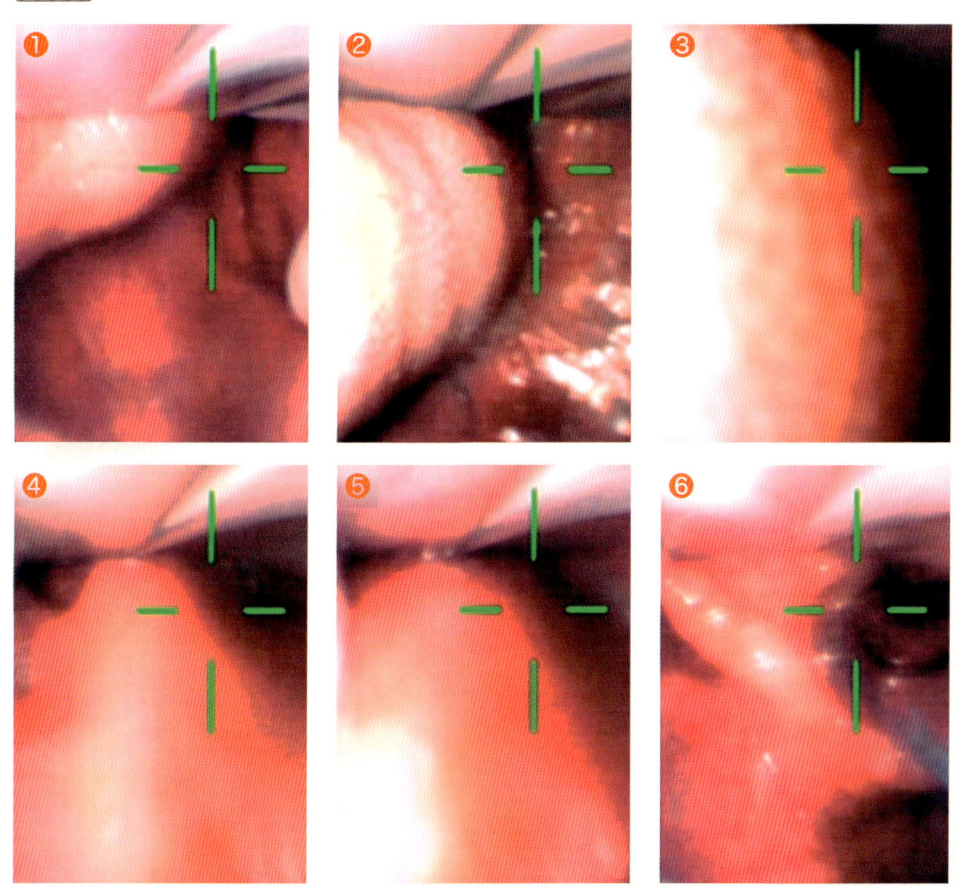

> 症例⓾ 62歳女性　159cm　72kg

図10

❶口蓋垂を確認せずにブレードを挿入した．
❷右側の舌根部に迷入する．
❸カメラヘッド前面に舌表面が立ち塞がり，何も見えない．
❹エアウェイスコープを後退させ口蓋垂を確認する．
❺口蓋垂に近づき，咽頭後壁に沿わせてエアウェイスコープを挿入する．
❻ターゲットマークに声門を合わせてチューブを挿入する．

3 喉頭蓋が喉頭展開板から落下する

ブレード位置が浅い

症例11 71歳女性　154cm　60kg

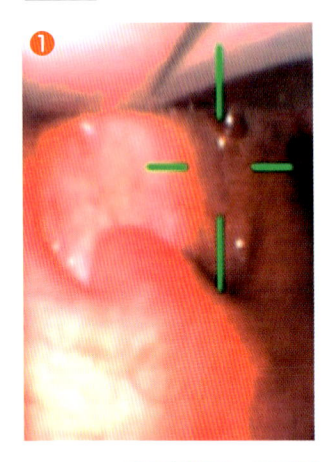

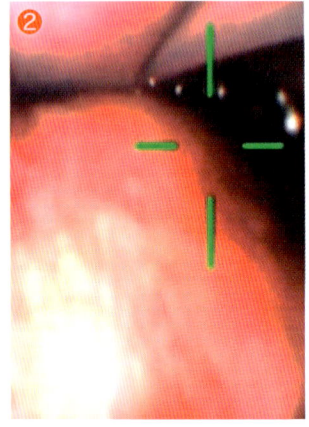

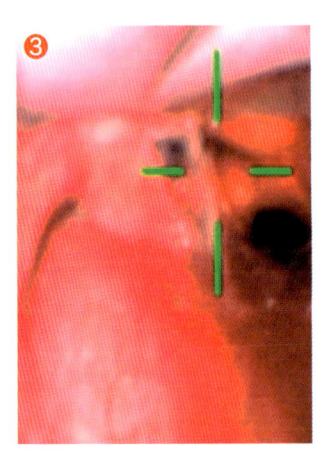

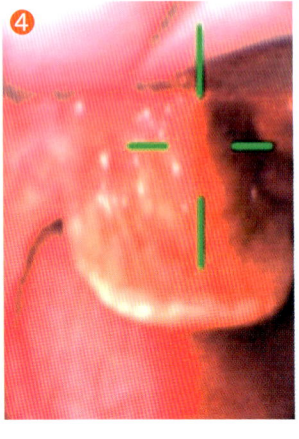

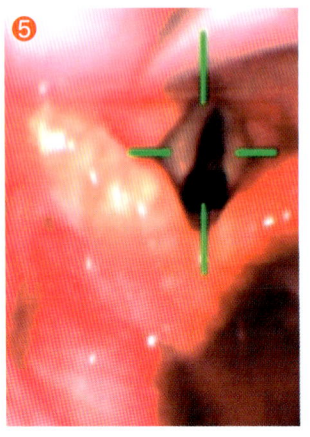

図11

❶口蓋垂を確認する．
❷咽頭後壁に沿って挿入する．
❸食道ならびに気管入口部を視認する．
❹ブレードが浅いため喉頭蓋が喉頭展開板から落下した．
❺喉頭蓋をすくい上げて，ターゲットマークに声門を捕捉した．

口腔が狭くスコープが動かしにくい

症例12 51歳女性　148cm　58kg

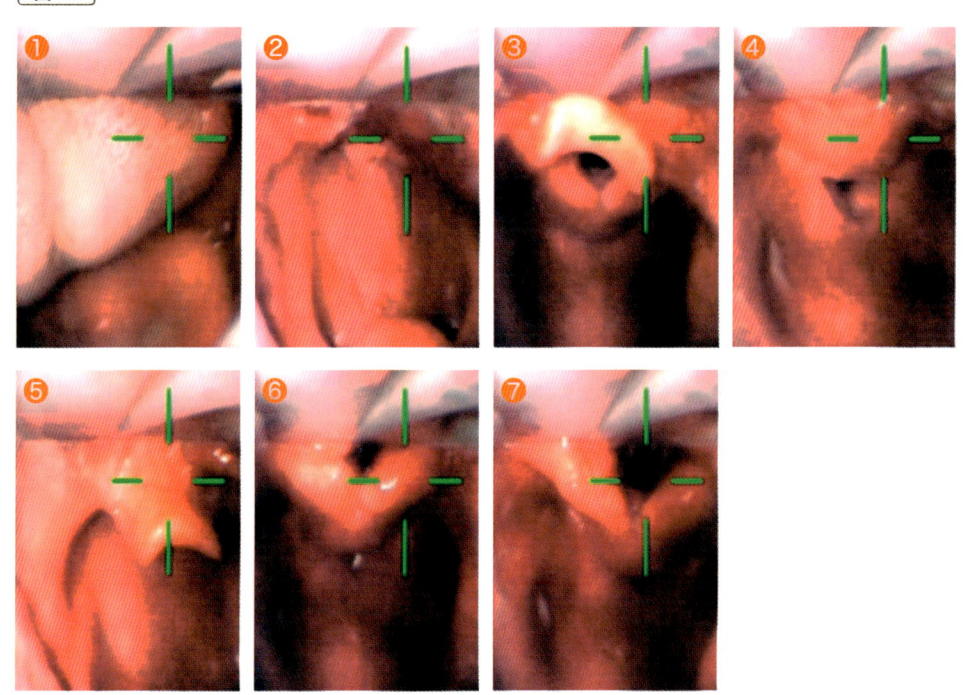

図12

❶口腔が小さく，ブレード先端で舌を押し込みながら進入した．
❷口蓋垂と喉頭蓋が同一視野で確認できる．
❸エアウェイスコープが自由に動かず，喉頭に到達しない．
❹輪状軟骨板の隆起の奥に食道入口部が見える．
❺エアウェイスコープを挙上すると喉頭蓋が喉頭展開板から落下する．
❻再び喉頭蓋の下に進め，ゆっくりとエアウェイスコープを左右に少し捻りながら挙上する．
❼喉頭蓋が落下することなく，ターゲットマークに声門が捕捉できた．

口蓋咽頭弓への衝突

症例13 68歳男性　160cm　60kg

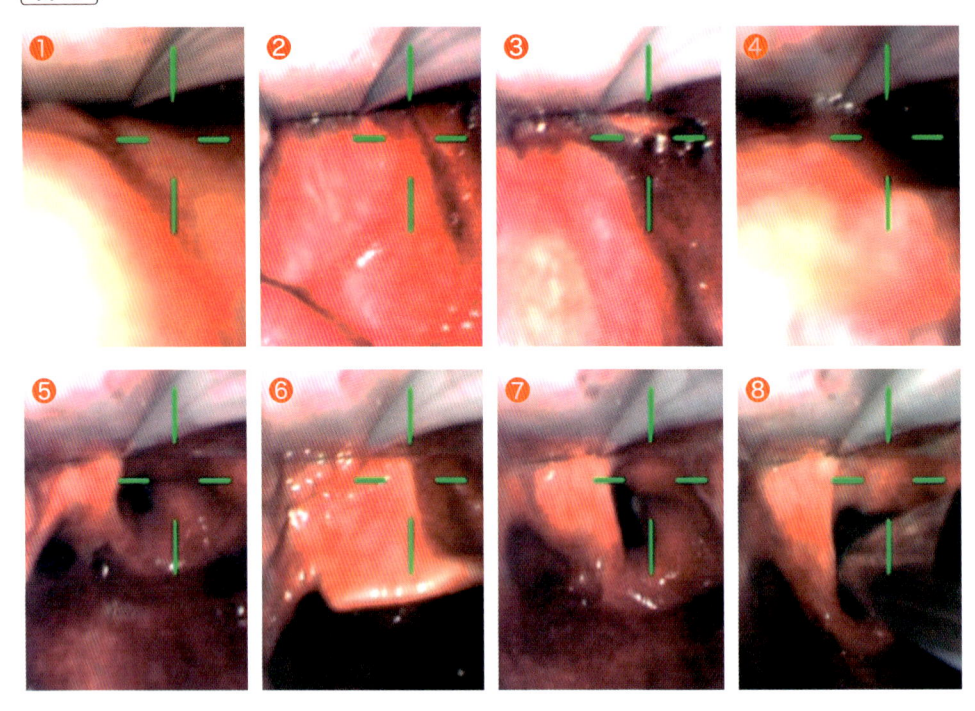

図13

❶口蓋垂を確認せず，右側に挿入した．
❷ブレードが口蓋舌弓にぶつかる．
❸喉頭蓋の先端が視野に入るが，
❹左側に偏位しながら進入した．
❺口蓋咽頭弓にぶつかりながら喉頭蓋の下に挿入する．
❻すぐに喉頭蓋が落下する．
❼ブレードが左に偏位したまま再び奥まで挿入する．
❽口蓋咽頭弓に引っかけながらも声門を確認し挿管する．

4 チューブが喉頭蓋に当たる

誤使用（1）ブレードの喉頭蓋谷挿入

症例14 60歳女性　160cm　54kg

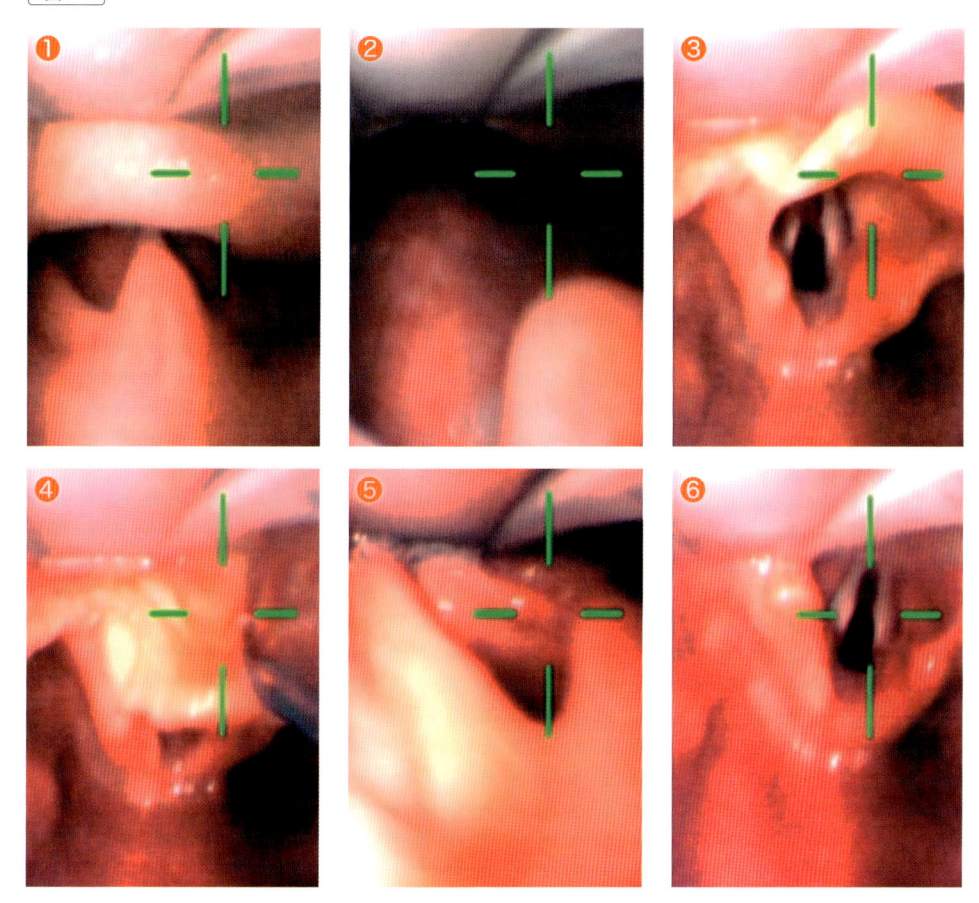

図14

❶口蓋垂を確認する．
❷舌表面に沿って挿入する．
❸喉頭蓋谷で声門を確認した．
❹チューブが喉頭蓋にぶつかった．
❺口蓋垂までスコープを浅くして喉頭蓋をすくい上げる．
❻ターゲットマークに声門を捕捉する．

誤使用（2）ブレードの喉頭蓋谷挿入

症例15　74歳女性　150cm　59kg

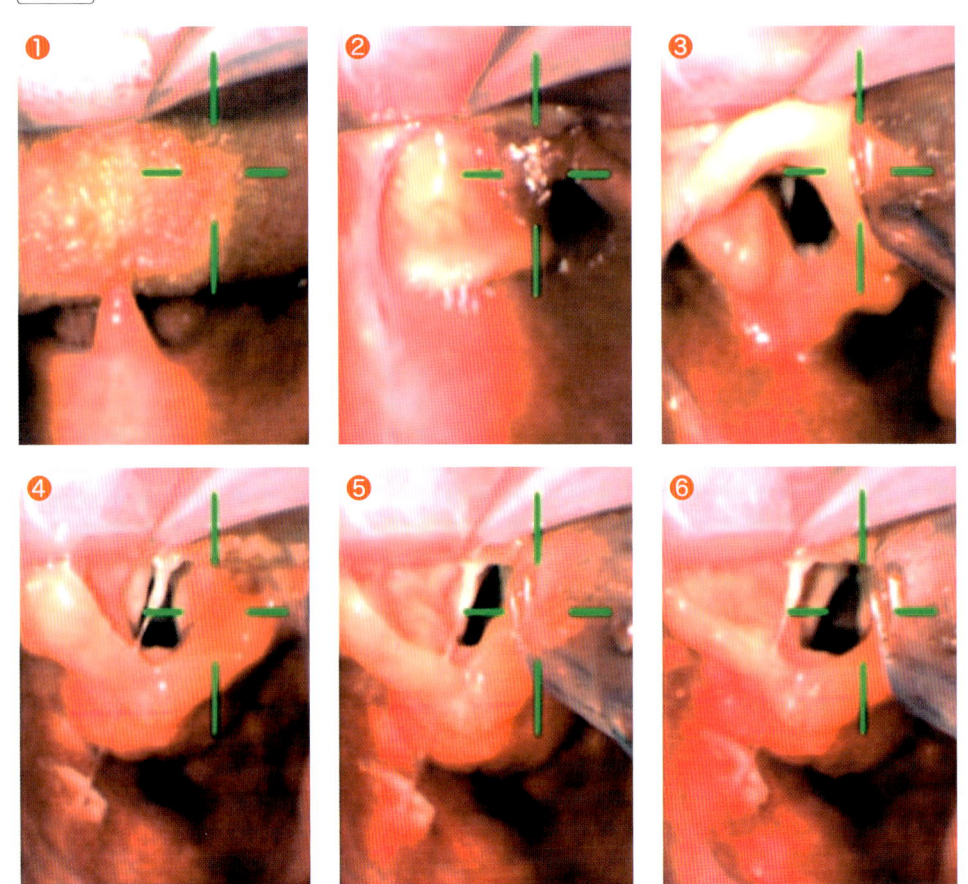

図15

❶口蓋垂を観察する．ブレードが浅い．
❷舌表面に沿わせて進入し，喉頭蓋谷に挿入する．
❸声門がよく見えるのでチューブ挿入を試みるが，喉頭蓋にぶつかる．
❹喉頭蓋をすくい上げて声門を確認する．
❺カメラヘッドの真正面に声門が見える．ターゲットマークに捕捉できていない．
　チューブが右側の披裂軟骨にぶつかる．
❻ターゲットマークと声門を一致させて挿管する．

5 チューブが披裂軟骨に当たる

通常チューブ(1)

症例16 37歳女性　155cm　55kg

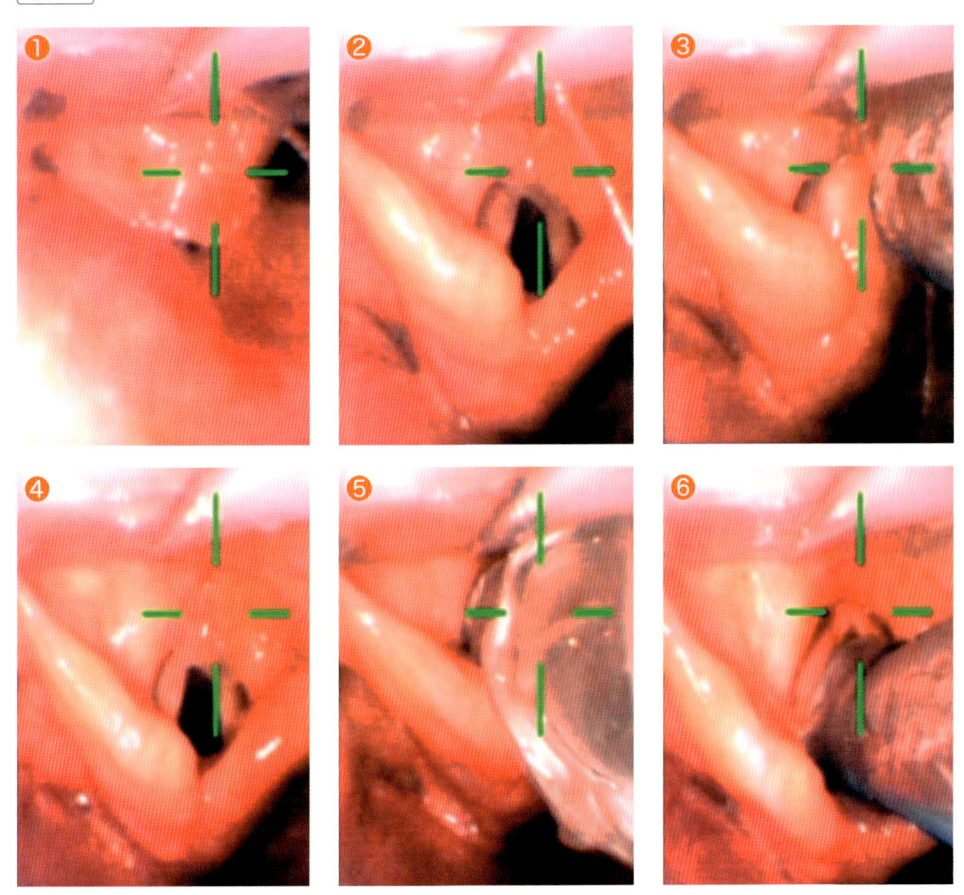

図16

❶咽頭後壁に沿って披裂軟骨に達する．
❷声門を確認する．ブレード先端が仮声帯付近まで挿入されている．
❸チューブが楔状結節にぶつかって進まない．
❹ブレードを少し浅くする．
❺チューブは披裂軟骨を越えたが，左の声帯に衝突して進まない．
❻チューブの進行方向を気管軸に合わせて挿管に成功する．

通常チューブ(2)

症例17 43歳女性　157cm　46kg

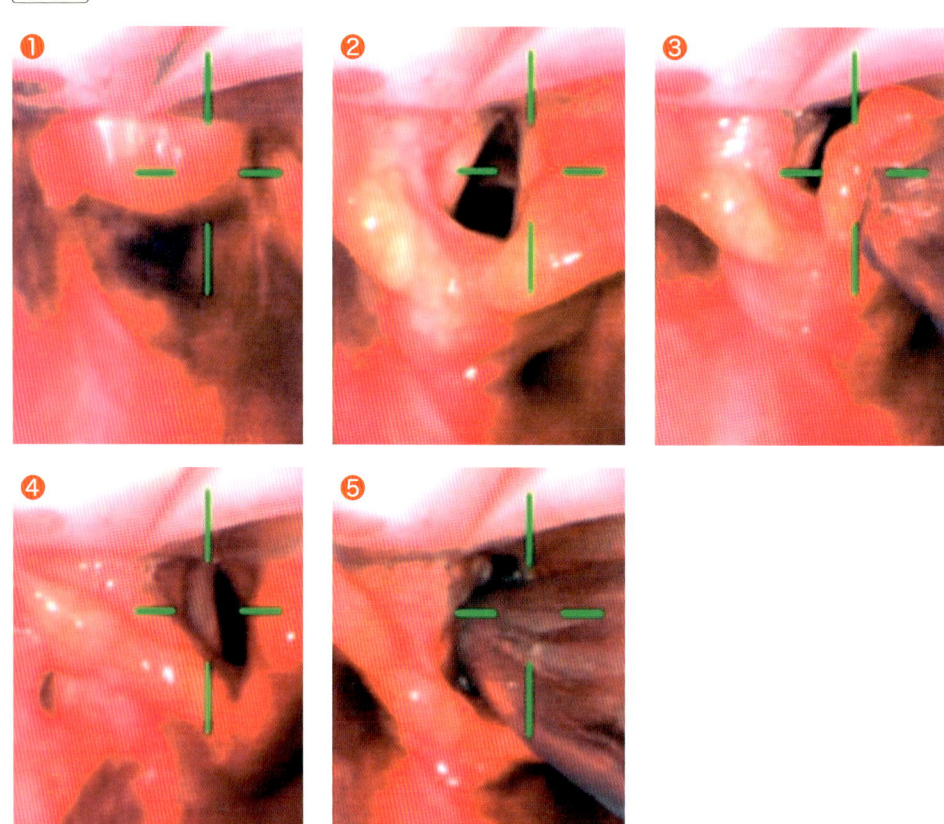

図17

❶口蓋垂確認後，咽頭後壁に沿って食道入口部まで進入した．
❷声門を確認する．ブレード先端が深く仮声帯に達している．カメラヘッドの真正面に声門が位置し，カメラヘッド軸と気管軸が一致している．
❸チューブが右の披裂軟骨に衝突して入らない．
❹体表から喉頭を右側に押す．
❺チューブを声門に誘導できた．

直型らせん入りチューブ(1)

> 症例⑱ 37歳女性　158cm　61kg

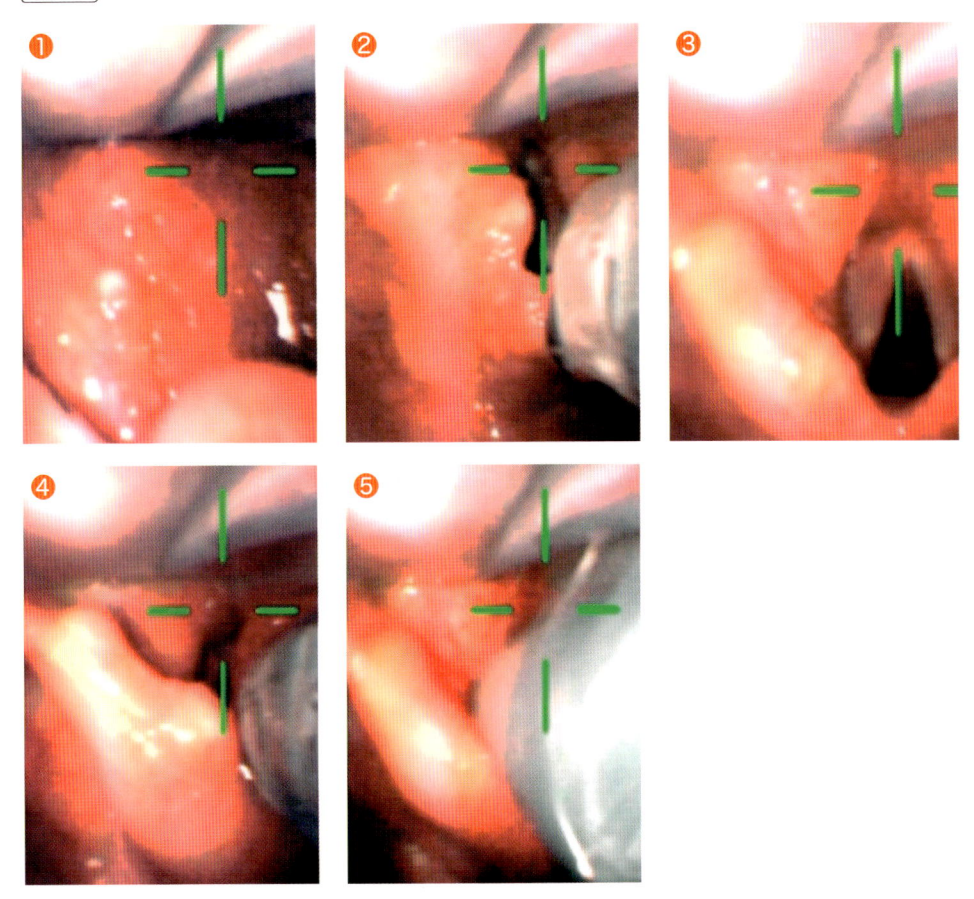

図18

❶口蓋垂に近づき，さらに咽頭後壁に沿って挿入する．
❷ブレード先端が左側の披裂喉頭蓋ヒダを押しつぶしている．チューブが右側の披裂軟骨に当たって入らない．
❸ブレードを少し浅くする．
❹ターゲットマークは声門を捕捉しているが，チューブが下にそれて小角結節に当たる．
❺体表から喉頭を背側に押すことによって，小角結節を越えさせることができた．

直型らせん入りチューブ(2)

症例⑲ 72歳女性　152cm　45kg

図19

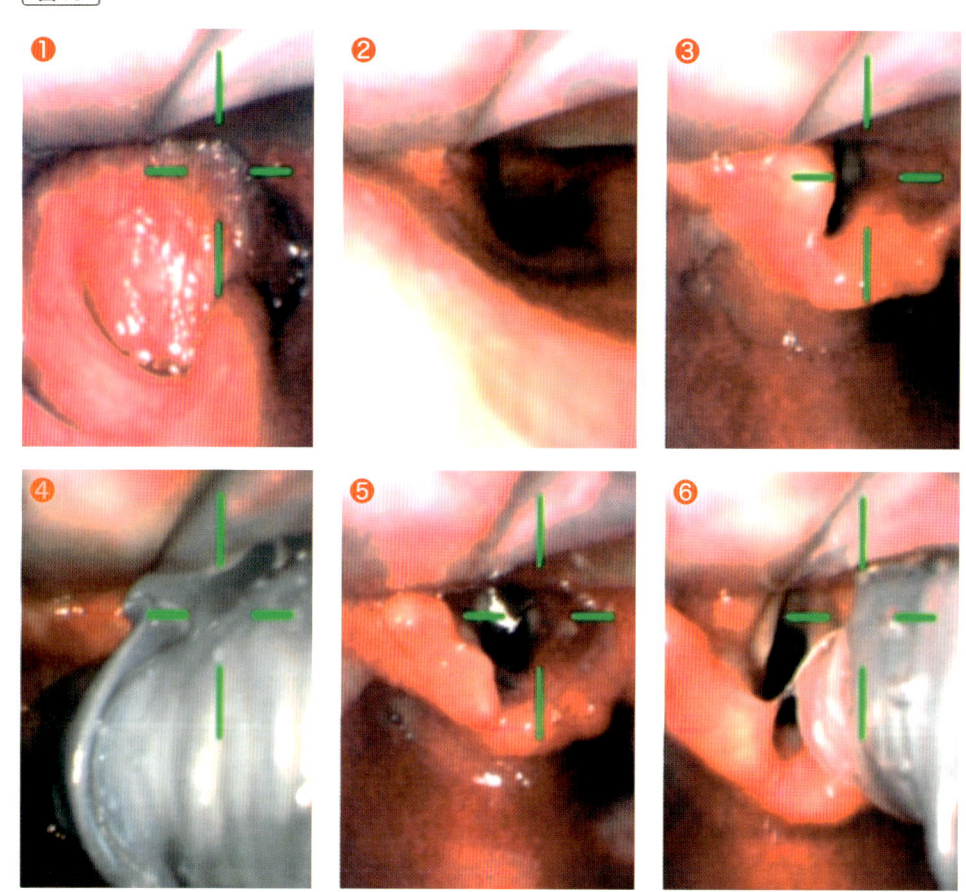

一回目

❶口蓋垂を視認する．

❷咽頭後壁に沿って食道入口部に達する．

❸スコープを挙上して声門を確認する．ブレードが左側に寄って，楔状結節に当たっている．

❹チューブが食道に向かう．

二回目

❺正中からアプローチし直す．左側の楔状結節が見えるようになる．しかし，ブレード先端がまだ深い．

❻体表から喉頭を押してチューブを声門に誘導する．

直型らせん入りチューブ(3)

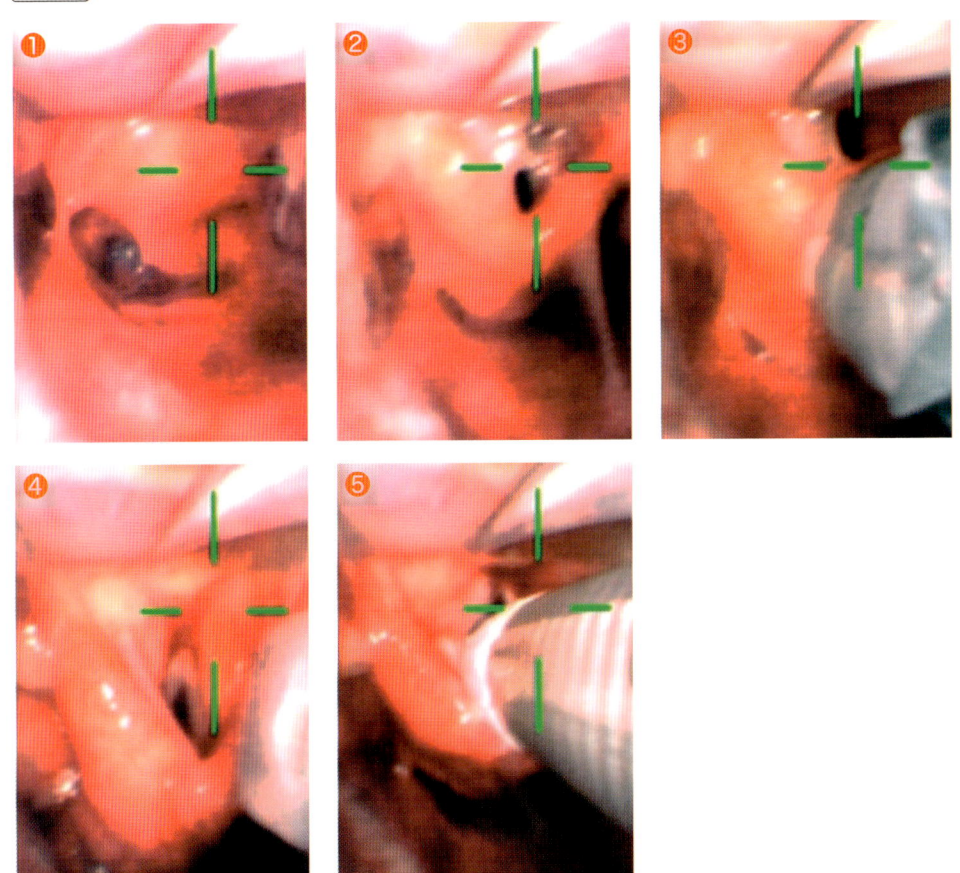

症例⑳ 57歳女性　149cm　54kg

図20

❶輪状軟骨板隆起の奥に食道入口部が見える．
❷ターゲットマークに声門を捕捉する．ブレード先端が深い．
❸チューブが披裂軟骨にはじかれ気管に入らない．
❹体表から喉頭を押す．ブレード先端がわずかに後退し，声門中央がターゲットマークより下に位置する．
❺挿管に成功する．

直型らせん入りチューブ(4)

症例21 72歳女性　150cm　52kg

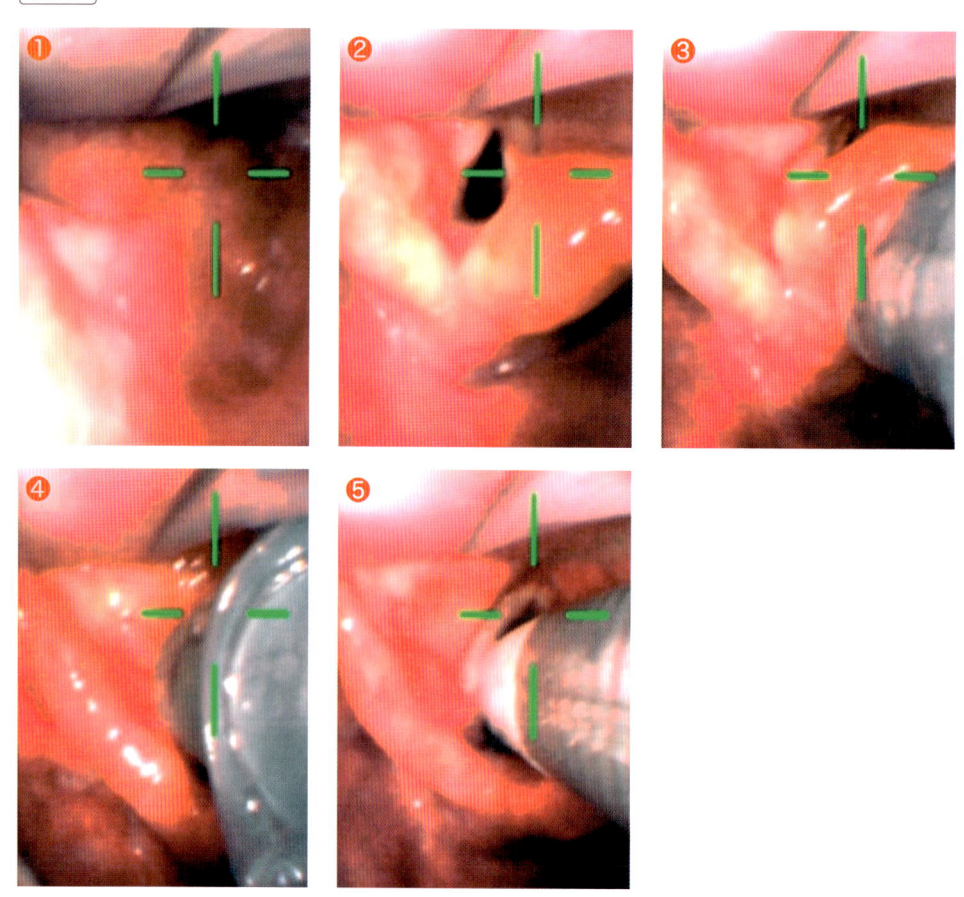

図21

❶口蓋垂の右側をすり抜け咽頭に進入する．
❷声門を確認する．ブレード先端が左側の仮声帯に位置している．ターゲットマークが声門に合っていない．カメラヘッドの正面で声門を見ている．
❸チューブが右側の披裂軟骨に当たる．
❹体表から喉頭を右側，尾側に押すことによって，披裂軟骨の上でチューブを越えさせる．
❺挿管に成功する．

直型らせん入りチューブ(5)

症例㉒ 79歳男性　158cm　46kg

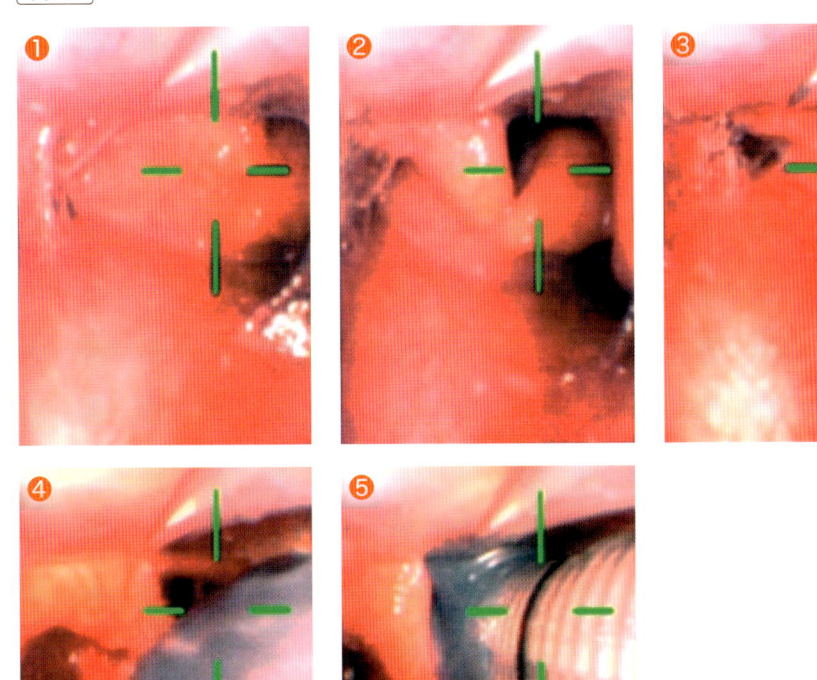

図22

❶口蓋垂から喉頭蓋を確認後，喉頭蓋をすくい上げる．
❷エアウェイスコープの挙上不足で声門の背側しか見えない．
❸チューブを押し込む動作でさらに視野が悪くなる．
❹チューブが食道に向かう．
❺体表から喉頭を押し，チューブを捻りながら挿入に成功する．

直型らせん入りチューブ（6）

症例23　60歳女性　155cm　60kg

【前回，挿管困難のために気管支ファイバー挿管が行われた症例】

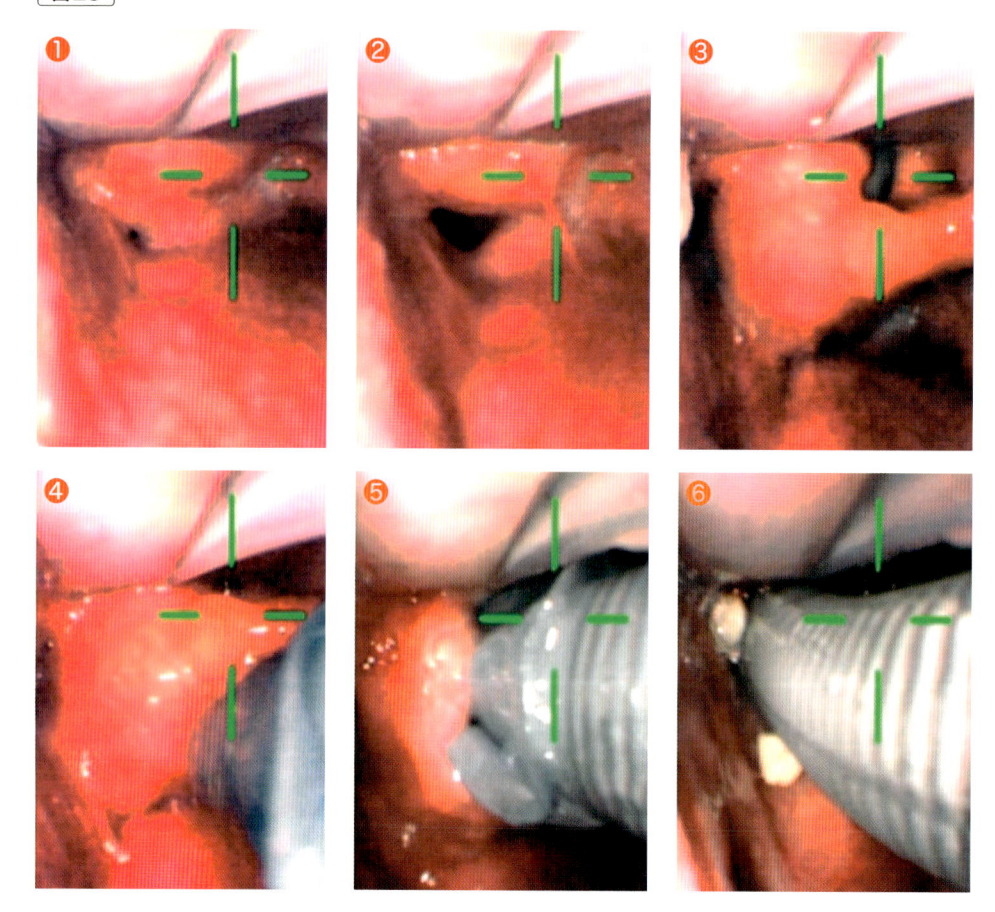

図23

❶口腔が小さい．咽頭後壁に沿って食道入口部まで進入する．
❷エアウェイスコープを動かす余地がなく，なかなか挙上することができない．
❸左側の披裂軟骨にブレード先端が当たりながらも声門の背側を確認する．
❹チューブが食道方向に落下する．
❺体表から喉頭を押したり，チューブを捻ったりして挿管に成功した．
❻口腔が小さく，スコープの抜去も窮屈であった．

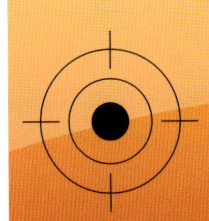

6 喉頭浮腫

腸閉塞で長期間イレウス管を留置していた症例

症例24 59歳男性　171cm　57kg

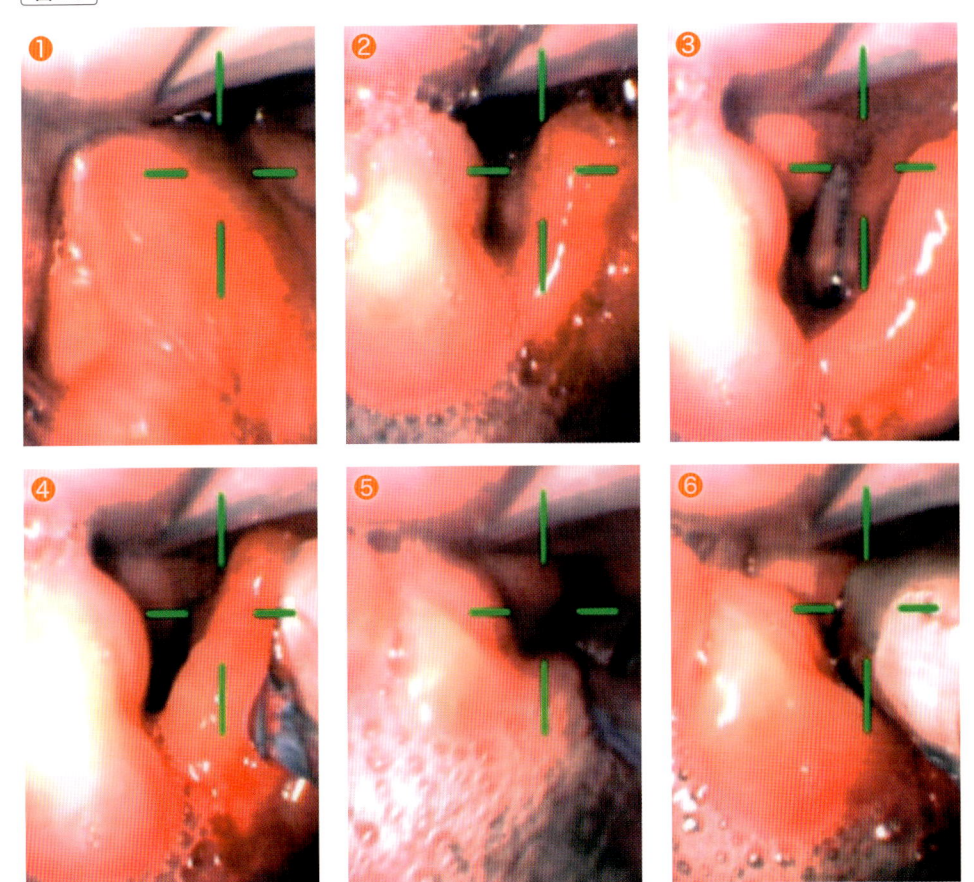

図24

❶舌表面をたどって咽頭に進入する.
❷小角結節と楔状結節が浮腫で一塊になっている.
❸ターゲットマークに声門を捕捉する.
❹チューブが肥大した披裂軟骨隆起に当たって入らない.
❺体表から喉頭を右側に押しチューブの向きを左側の仮声帯に向けることによって披裂軟骨を越えることができた.
❻声門に誘導できた.

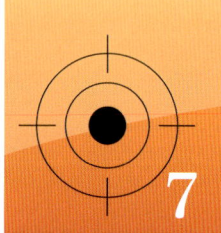

7 チューブが声帯に当たる

前方への衝突

症例25 81歳男性　154cm　48kg

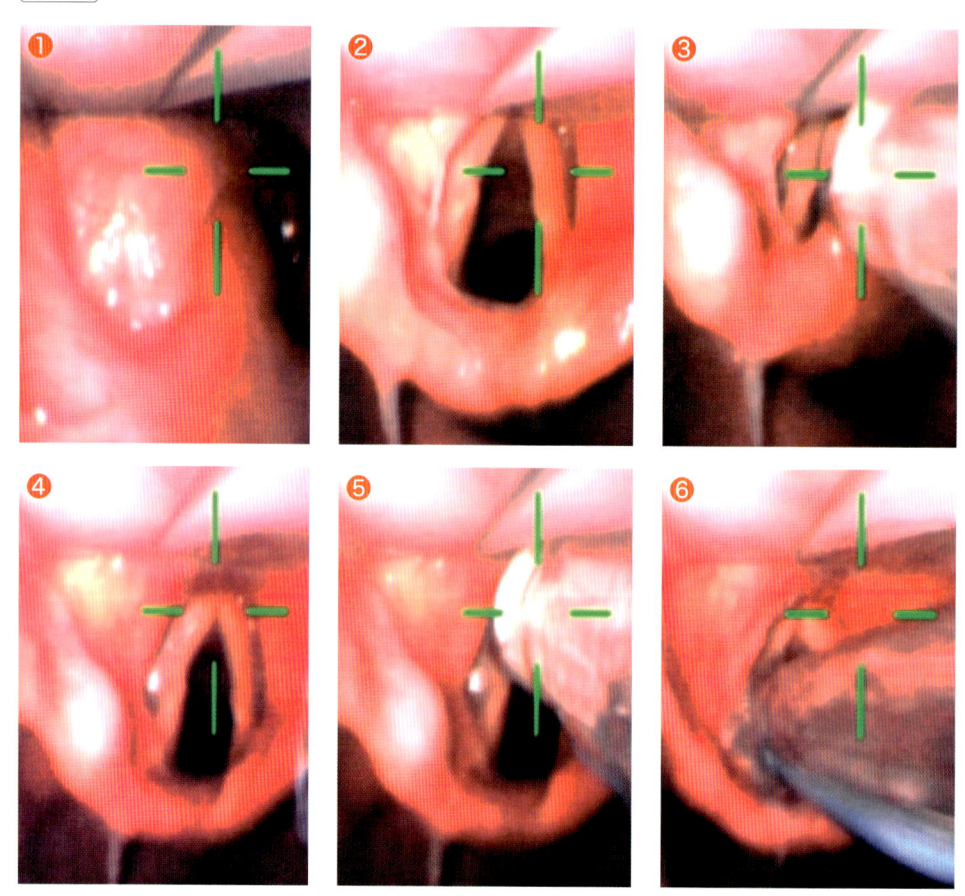

図25

❶口蓋垂確認後，咽頭後壁に沿って喉頭に進入する．
❷ターゲットマークに声門を捕捉する．ブレード先端が深い．カメラヘッドが声門の正面を向いている．
❸チューブが楔状結節に衝突する．
❹スコープを浅くする．ターゲットマークが声帯の前方に位置している．
❺チューブが声帯にぶつかり進まない．
❻チューブを捻って声門を通過させる．

左方への衝突（1）

症例26　38歳男性　167cm　73kg

図26

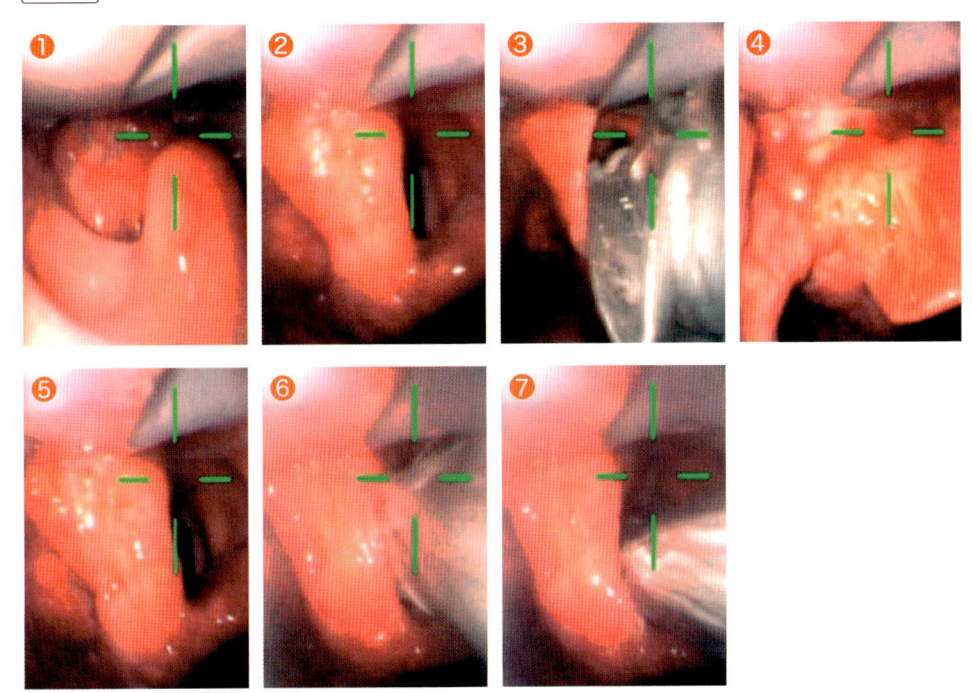

一回目

❶口蓋垂確認後，左寄りに咽頭に進入する．

❷喉頭蓋をすくい上げる．ブレードが左に偏位している．

❸チューブが声帯に衝突して入らない．

❹チューブの押し込み動作とともに喉頭を押し込み喉頭蓋が喉頭展開板から落下する．

二回目

❺再び喉頭蓋をすくい上げる．ブレードはまだ左に偏位している．

❻喉頭を外から左側に圧迫する．

❼挿管に成功する．

左方への衝突（2）

症例27 35歳女性　160cm　62kg

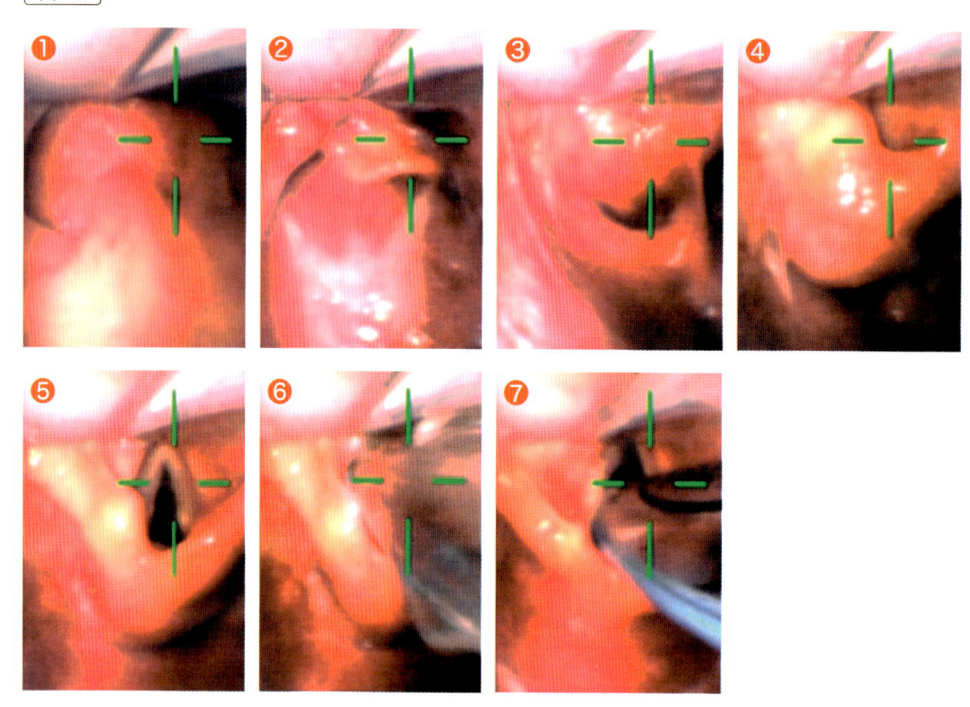

図27

❶口蓋垂を確認する．
❷舌表面に沿ってブレードを進め，喉頭蓋谷に達する．
❸喉頭蓋をすくい上げる．
❹スコープを小刻みに左右に捻りながらゆっくり挙上する．
❺ターゲットマークに声門を捕捉する．
❻チューブが左側の仮声帯に衝突して気管に入らない．
❼喉頭を外から左側に圧迫して挿入に成功する．

左方への衝突（3）

症例28 62歳女性　152cm　58kg

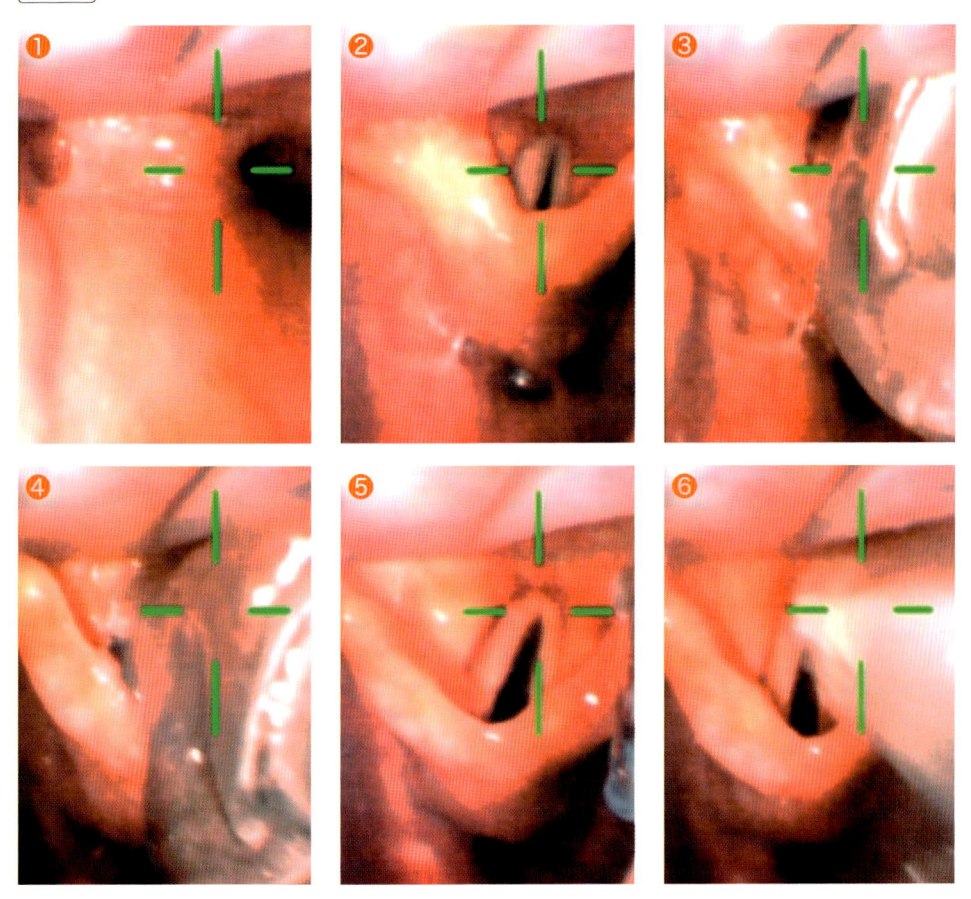

図28

❶咽頭後壁に沿って挿入する．
❷声門を確認する．ブレードが左の楔状結節にかかっている．
❸チューブが左の声帯付近で引っかかって入らず，チューブの押し込みと同時に喉頭を奥へ押し込む．
❹喉頭が押し込まれた分，ブレードが浅くなり，左の披裂軟骨が開放される．
❺ターゲットマークに声門を捕捉する．カメラヘッドの真正面に声門を見ている．チューブの進行方向が依然左向きである．
❻スコープを時計回りに回転し，チューブの進行方向と気管の軸を合わせて挿管できた．

小顎でスコープの動きが制限された症例

症例㉙ 72歳女性　136cm　36kg

【開口25mm，マッキントッシュ喉頭鏡でCormack分類Ⅲ，レスキュー挿管】

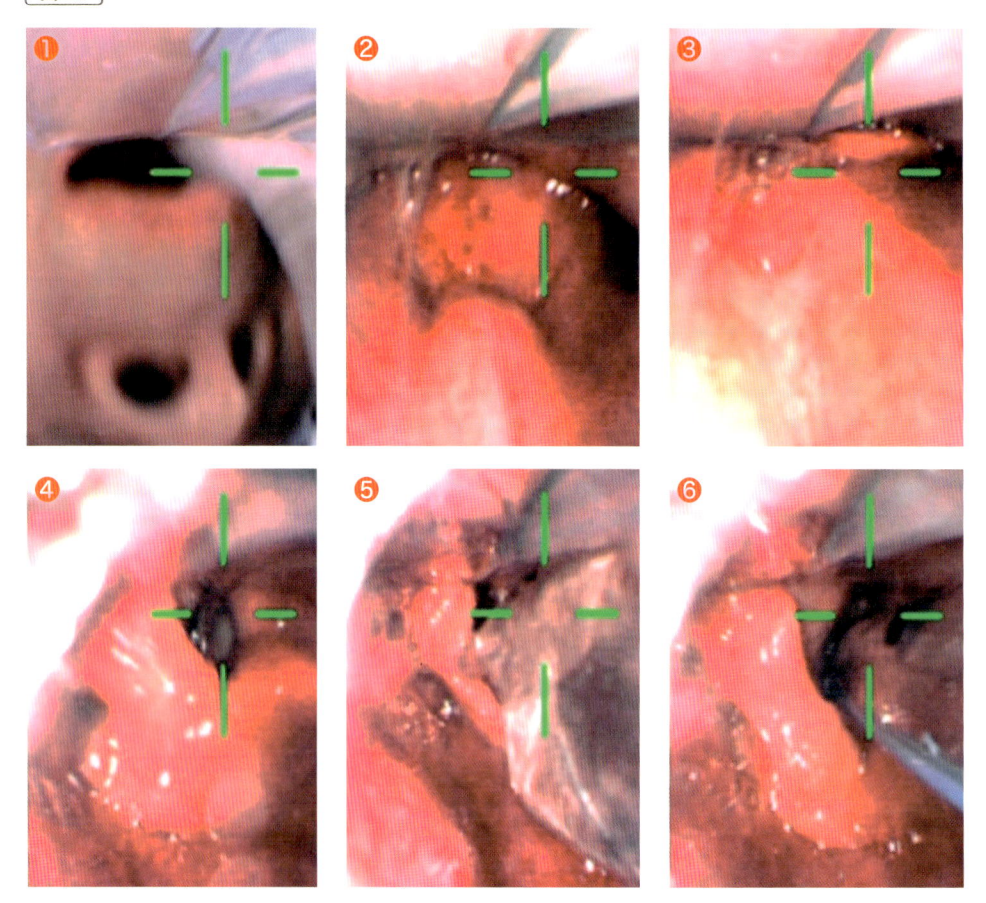

図29

❶開口が狭い．
❷口蓋垂を確認する．
❸喉頭蓋先端を確認後に咽頭に進入する．
❹声門を確認する．チューブを進めるが声帯付近で引っかかり入らない．
❺喉頭を外から左右に押して引っかかりを解除しようとするが，解除できない．
❻チューブを時計回りに捻ると入った．

エアウェイスコープの挙上不足

症例30　58歳男性　169cm　52kg

【内径8.5（外径11.6）mmチューブ挿管】

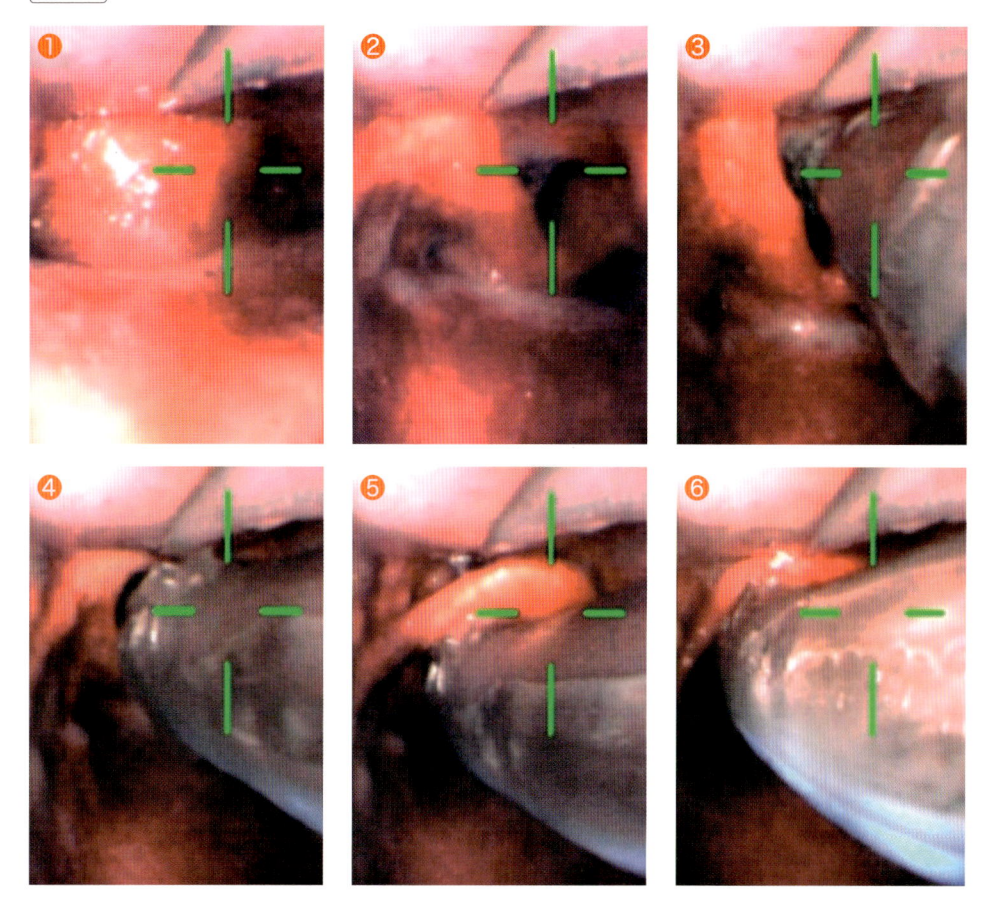

図30

❶口蓋垂および喉頭蓋視認後咽頭に進入した．輪状軟骨の隆起が見える．
❷エアウェイスコープを挙上する．
❸挙上が少なく声門の背側しか見ていない．
❹チューブを送り込む過程でエアウェイスコープを挙上して視野を確保した．
❺チューブが声帯付近で引っかかり喉頭を押し込み，喉頭蓋が外れる．
❻チューブを時計回りに捻って声帯を通過させる．

8 チューブが輪状軟骨に当たる

気管前壁への衝突

症例31　52歳女性　162cm　62kg

図31

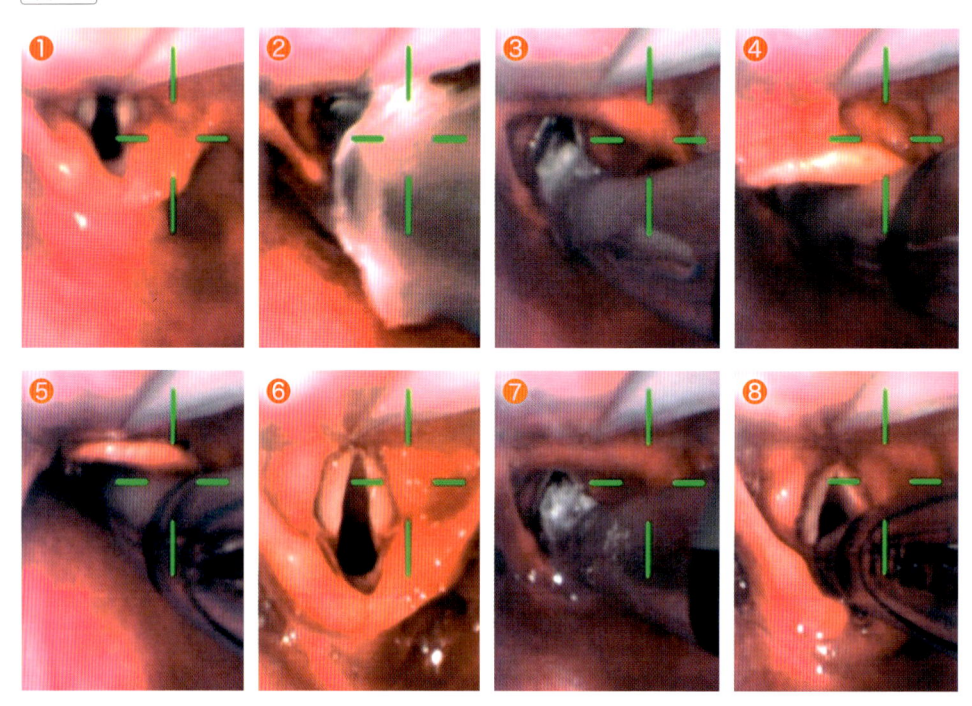

一回目

❶喉頭蓋をすくい上げる．

❷ターゲットマークに声門が捕捉されていない状態でチューブを進めた．

❸チューブが声門を越えた所で引っかかり，チューブの押し込みとともに喉頭が奥に沈む．

❹喉頭蓋が喉頭展開板から落下する．

❺チューブ挿入に抵抗を感じるので挿入をあきらめる．

二回目

❻再び声門を観察する．気管前壁がよく見える．

❼チューブを挿入する．再び，声門下で引っかかる．

❽左手の挙上を少し緩めると引っかかりが解除された．

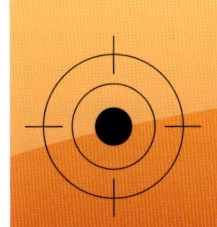

9 経鼻挿管

ブレードの喉頭蓋下挿入（1）

症例32 45歳女性　165cm　79kg

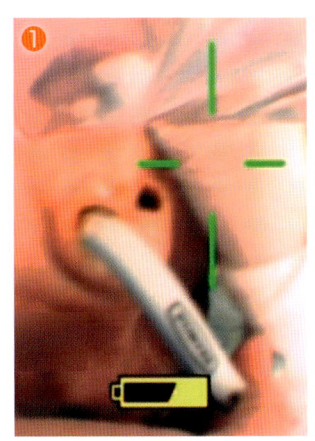

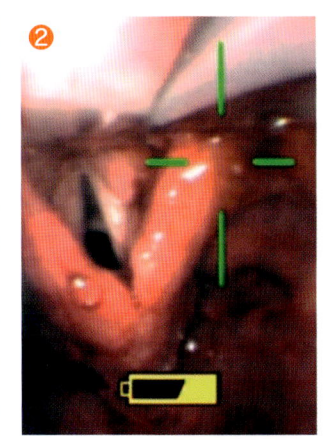

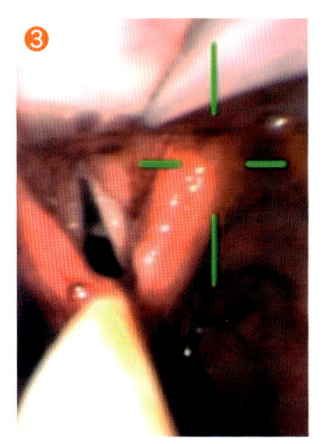

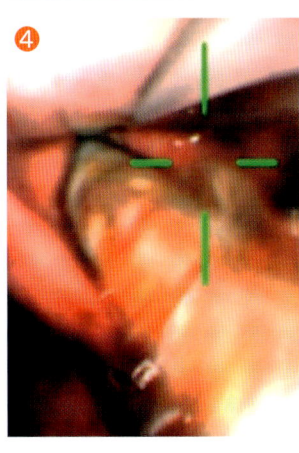

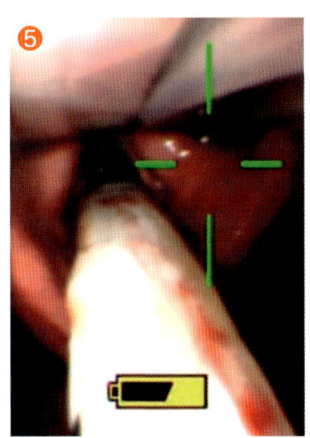

図32

❶経鼻チューブを挿入する．
❷ブレードを喉頭まで挿入し声門を視認する．
❸チューブを進め，同一視野でチューブ先端を確認する．
❹チューブが自然に声門に向かう．
❺挿管を終了する．

ブレードの喉頭蓋下挿入（2）

症例33 64歳女性　158cm　60kg

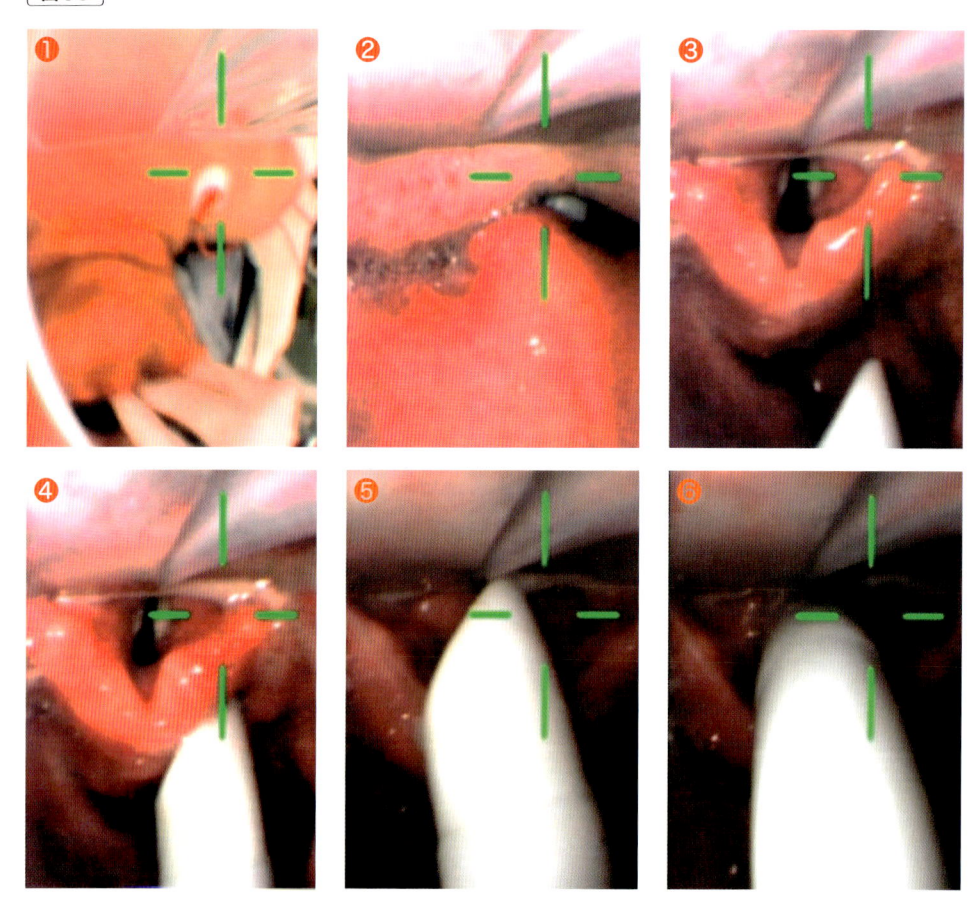

図33

❶経鼻チューブを挿入する．
❷ブレード挿入途中でチューブを視認できた．
❸ブレードを喉頭まで挿入し声門を確認する．
❹チューブが披裂軟骨の尾側にぶつかる．
❺体表から喉頭を下に押し付けることで披裂軟骨を越えることができる．
❻挿管を終了した．

ブレードの喉頭蓋下挿入(3)

症例34　18歳女性　163cm　49kg

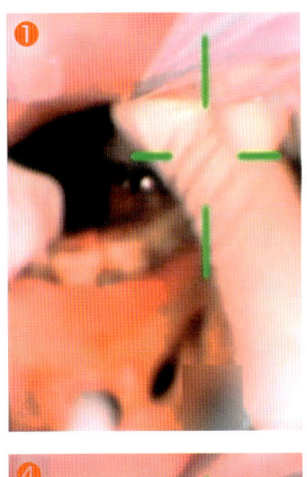

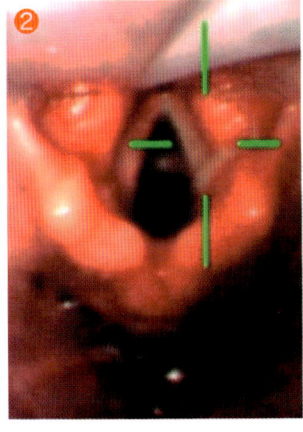

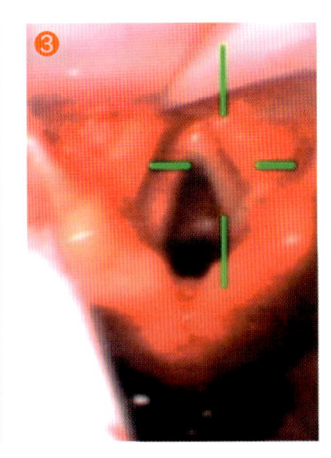

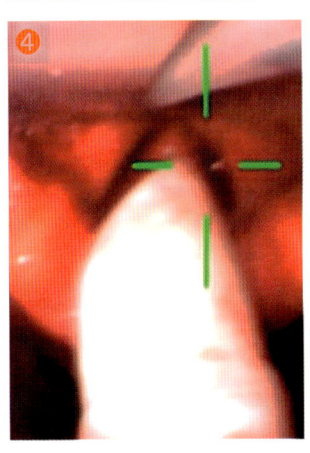

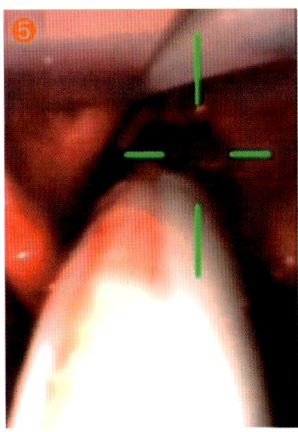

図34

❶経鼻チューブを挿入する．
❷ブレードを喉頭まで挿入し声門を観察する．
❸チューブが左側にそれる．
❹体表から喉頭を押し，チューブ先端を披裂間切痕に誘導する．
❺気管に挿入できた．

ブレードの喉頭蓋谷挿入（1）

症例35 16歳女性　146cm　39kg

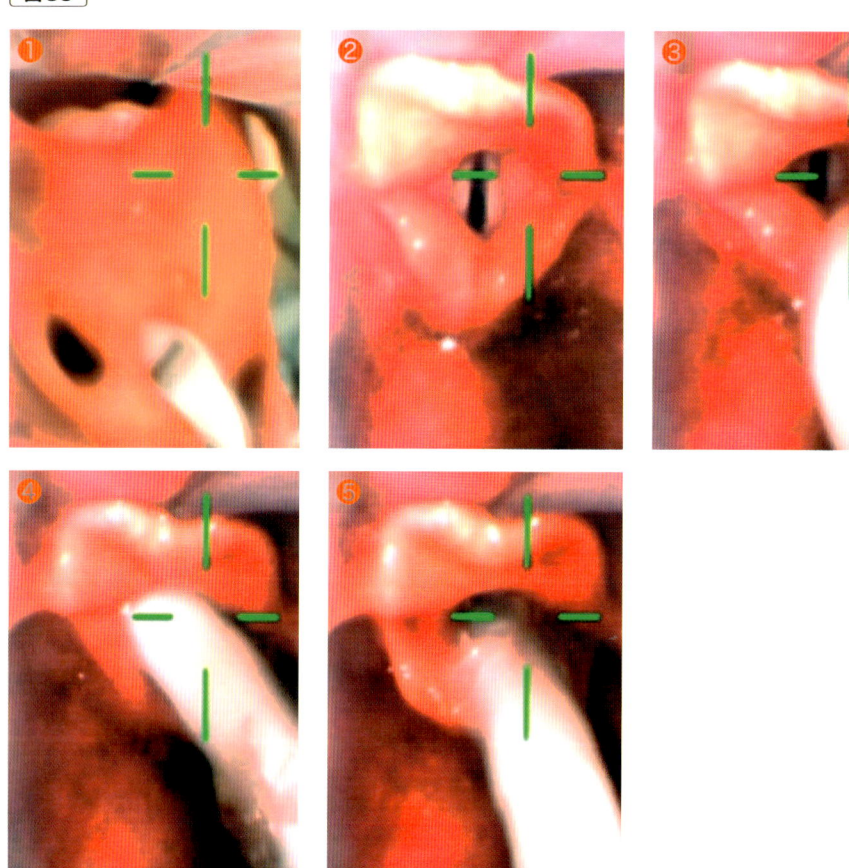

図35

❶経鼻チューブを挿入する．
❷ブレードを喉頭蓋谷で挙上し声門を観察する．
❸チューブを進めると自然に先端が声門に向かう．
❹左の仮声帯にぶつかるが，
❺そのまま声門に誘導できた．

ブレードの喉頭蓋谷挿入（2）

症例36　65歳男性　171cm　63kg

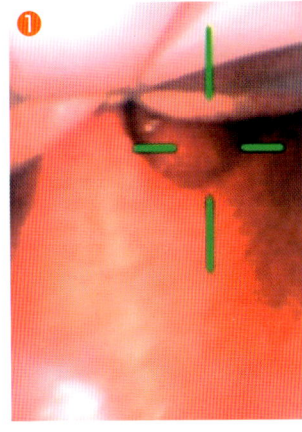

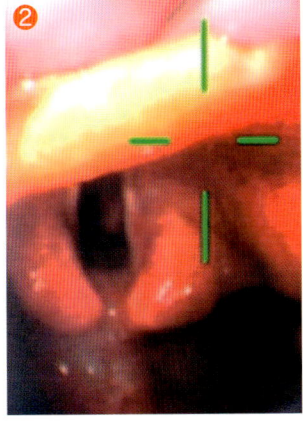

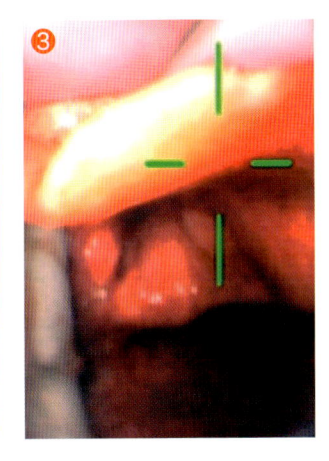

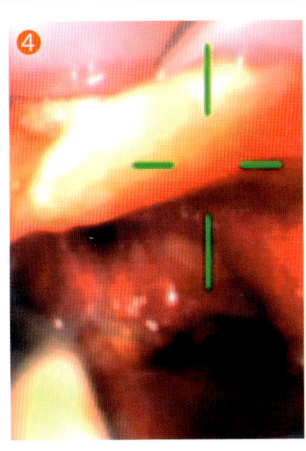

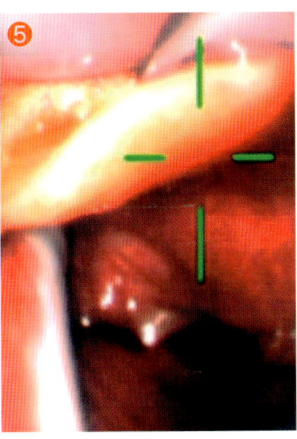

図36

❶経鼻チューブを挿入後に，スコープを挿入する．
❷ブレードを喉頭蓋谷で挙上し声門を観察する．
❸チューブ進めると左側にそれる．
❹体表から喉頭を左側に押す．
❺チューブを声門に誘導する．

ブレード喉頭蓋谷挿入→喉頭蓋下挿入

症例37 59歳男性　169cm　63kg

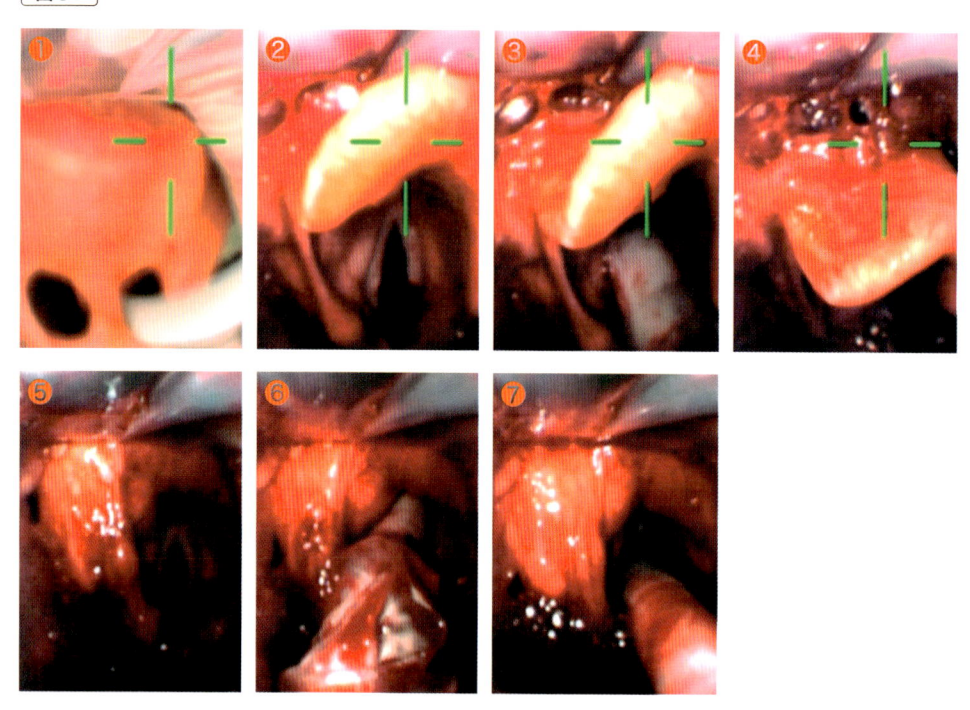

図37

❶経鼻チューブを挿入する．
❷ブレードを喉頭蓋谷で挙上し声門を観察する．
❸チューブは自然に声門に向かうが，声門付近に当たって入らない．
❹喉頭蓋で視野が妨げられてチューブ先端が観察できなくなる．
❺喉頭蓋をすくい上げ声門全体を確認する．
❻先端が声門の前交連に衝突している．
❼エアウェイスコープの挙上する手を緩め，体表から喉頭を押すと挿管できた．

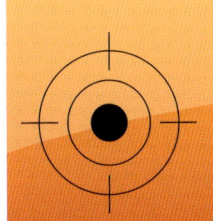

10 意識下挿管

胃充満患者の緊急手術

症例38　55歳女性　153cm　65kg

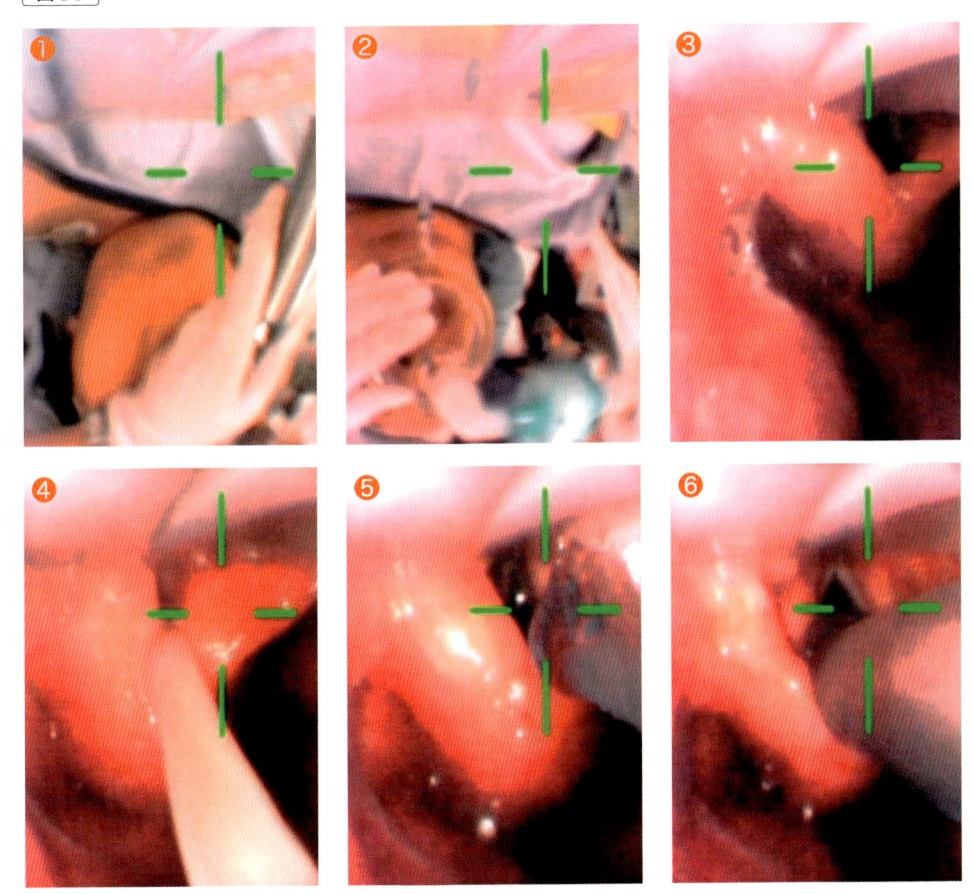

図38

❶マッキントッシュ喉頭鏡を使用して局所麻酔薬8％リドカインを舌根部から咽頭に噴霧する．
❷局所麻酔薬が浸透するまでマスクで酸素を投与した．
❸エアウェイスコープを喉頭に挿入する．
❹4％リドカイン2mlを入れた気管シリンジ（10F×160mm，八光）を吸引ポートに挿入して気管内に噴霧する．
❺そのままの視野で観察し，
❻チューブを挿管する．

上顎癌手術後の上顎変形でマスク換気不能

症例39 47歳男性　162cm　50kg

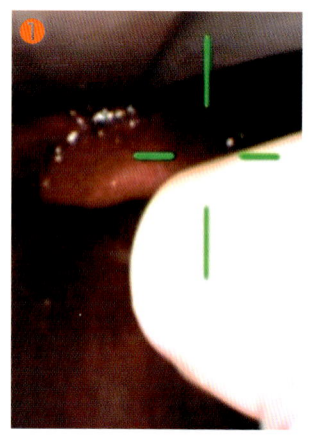

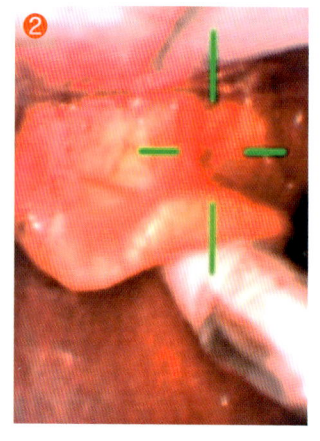

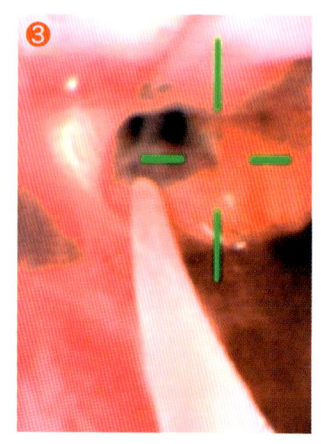

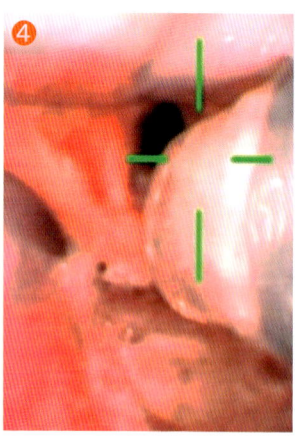

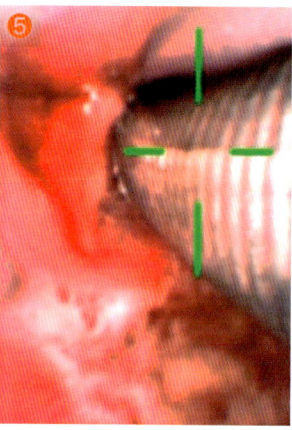

図39

❶エアウェイスコープのチューブホルダーに局所麻酔薬噴霧器（MAD®, mucosal atomization device, Wolfe Tory Medical）を通し，咽頭に局所麻酔薬4％リドカインを噴霧する．

❷局所麻酔薬噴霧器先端を喉頭蓋の背側に進入させ喉頭に局所麻酔薬を噴霧する．

❸気管チューブと気管シリンジを装着して再び声帯を確認し，気管シリンジで4％リドカインを気管内に噴霧する．

❹ターゲットマークに捕捉しながら観察する．

❺そのまま挿管する．

腸閉塞患者の緊急手術（1）

症例40　72歳男性　166cm　50kg

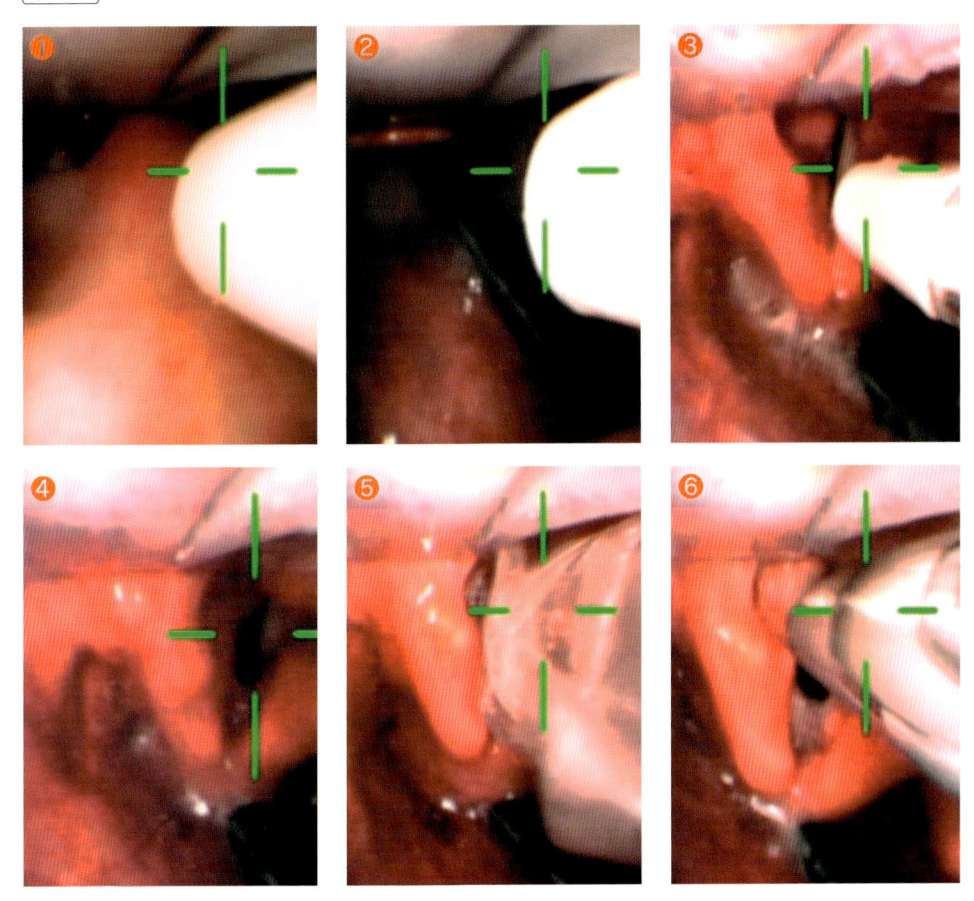

図40

❶エアウェイスコープのチューブホルダーに局所麻酔薬噴霧器（MAD®）を通し，局所麻酔薬4％リドカインを噴霧する．
❷咽頭に噴霧する．
❸喉頭に噴霧する．
❹チューブホルダーに気管チューブを装着し声門を捕捉する．
❺そのまま気管挿管する．
❻抵抗なく挿管できたが，少し咳反射を生じた．MAD®の全長が短かく気管内への局所麻酔薬散布が十分ではなかったと思われる．

腸閉塞患者の緊急手術(2)

症例41 66歳男性　167cm　55kg

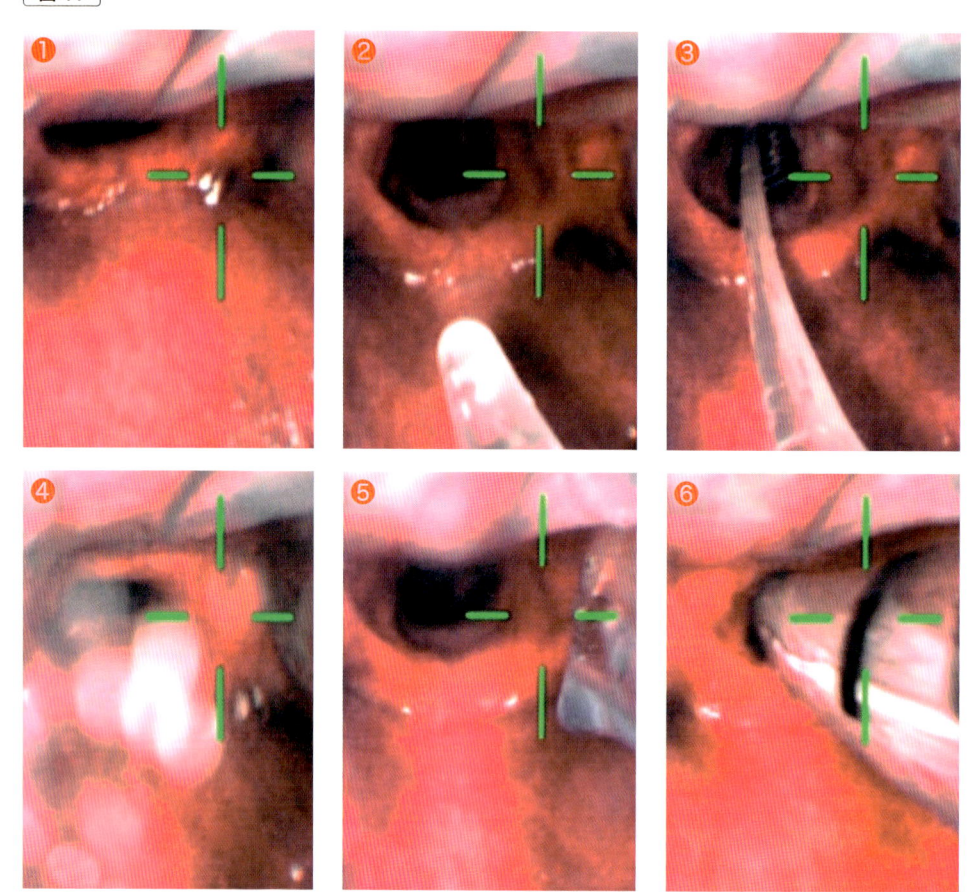

図41

❶局所麻酔薬8%リドカインで咽頭まで局所麻酔後にエアウェイスコープを挿入する．

❷気管シリンジ(10F×220mm，八光)を気管内に挿入する．

❸局所麻酔薬を噴霧する．

❹咳反射を生じるがそのままスコープを保持する．

❺そのままの視野で声帯を観察し，声帯の動きが弱まるのを待つ．

❻気管挿管する．

11 ダブルルーメンチューブ

35-French左用気管支チューブ(1)

症例42 71歳女性　148cm　55kg

【マッキントッシュ喉頭鏡でCormack分類Ⅲ　挿管困難症例のレスキュー挿管】

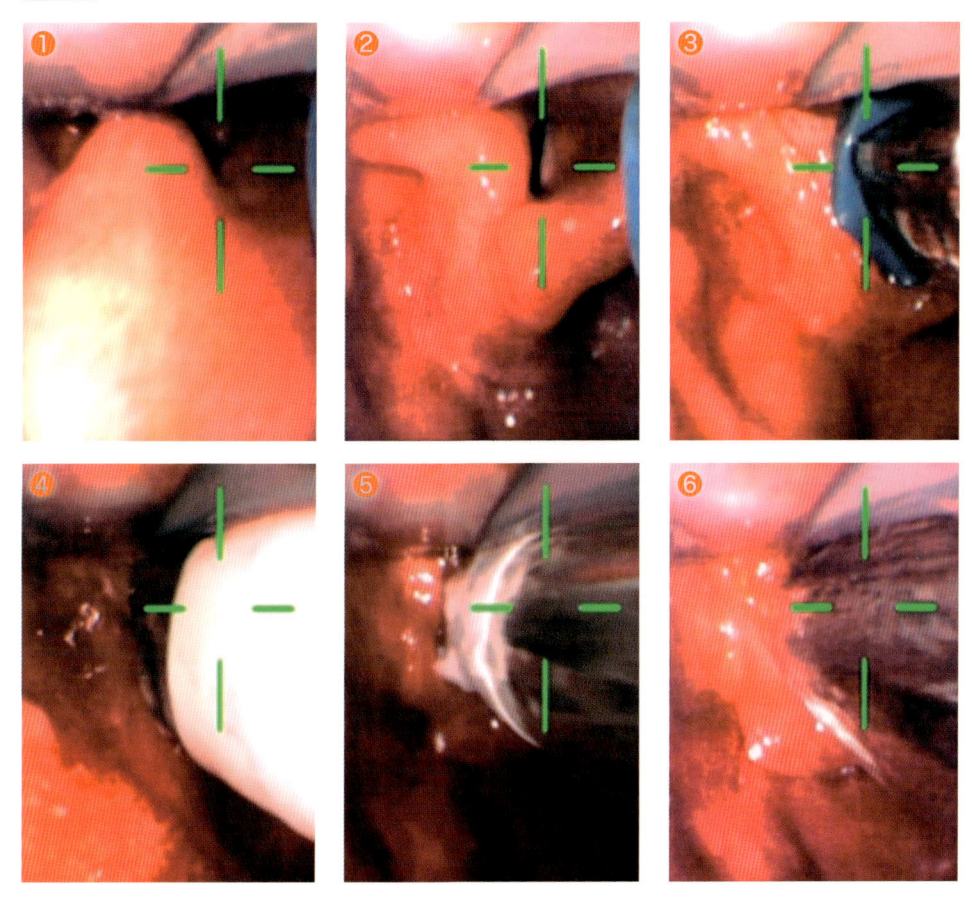

図42

❶口蓋垂を視認後，咽頭後壁に沿って喉頭に挿入する．
❷ターゲットマークを声門に合わせる．
❸気管支チューブ(青カフ)を挿入する．
❹そのまま気管チューブ部分を挿入する．
❺気管カフ(白カフ)まで挿入する．
❻スコープを抜去する．

35-French左用気管支チューブ(2)

症例43 71歳女性　153cm　58kg

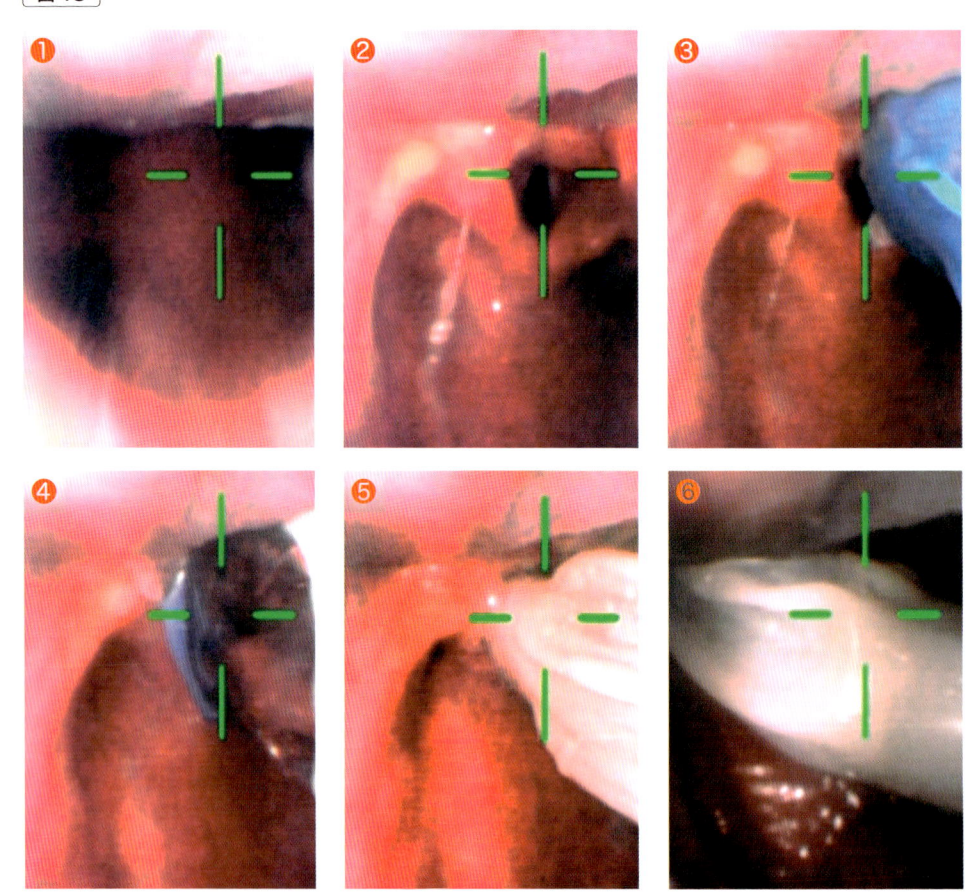

図43

❶口蓋垂と喉頭蓋を視認後，喉頭に進入する．
❷ターゲットマークに声門を捕捉する．
❸気管支チューブ(青カフ)を挿入する．
❹青カフが通過する．
❺気管チューブ(白カフ)が入る手前でチューブをホルダーから外す．
❻エアウェイスコープを抜去してから最後までチューブを送り込んだ．

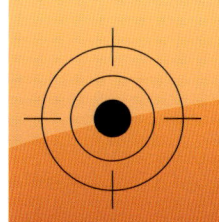

12 歯牙脆弱

折れそうな歯

症例44 64歳男性　169cm　67kg

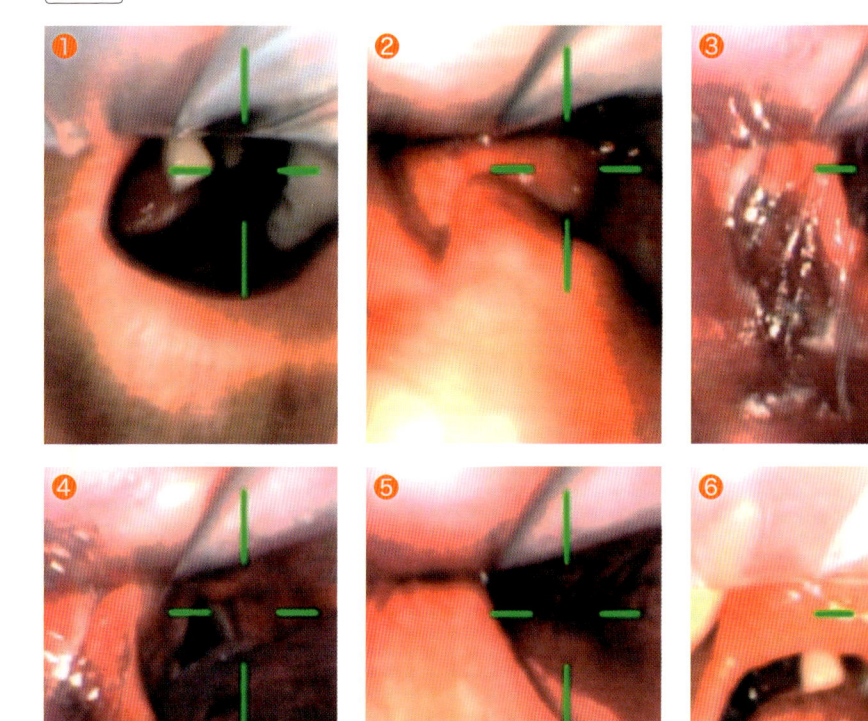

図44

❶歯に触れないように注意深く開口する．
❷エアウェイスコープを咽頭後壁に沿って歯に触れないように注意深く挿入する．
❸ターゲットマークに声門を捕捉する．
❹挿管を終了する．
❺丁寧にエアウェイスコープを抜去する．
❻歯牙観察．

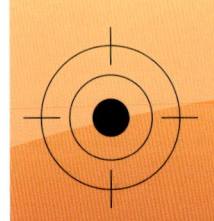

13 口腔内巨大腫瘤

左側の咽頭に巨大腫瘍

症例45 72歳男性　154cm　51kg

【マッキントッシュ喉頭鏡では腫瘍のために声門を直視不能】

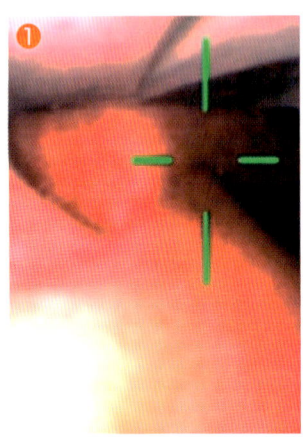

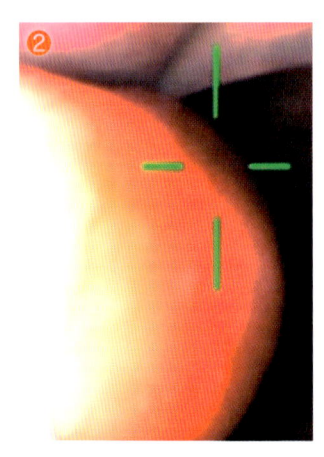

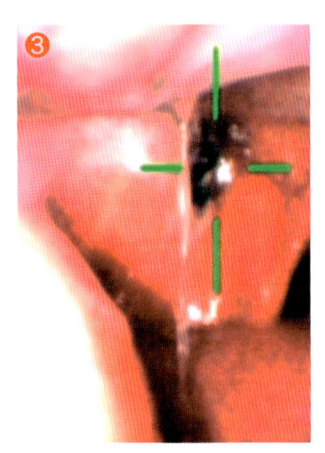

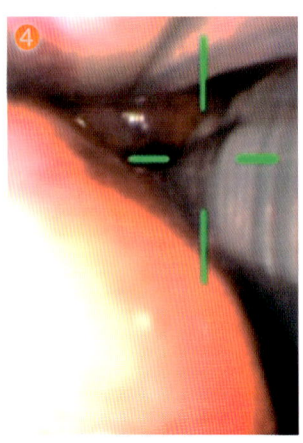

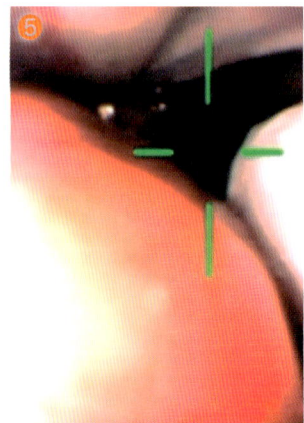

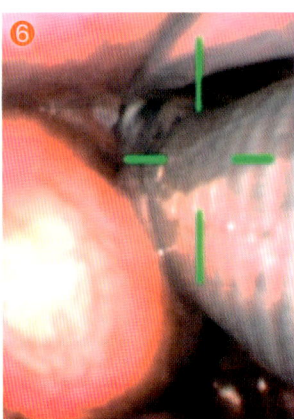

図45

❶口蓋垂を視認し進入する．
❷咽頭に進むと左側から巨大な腫瘤が出現する．
❸腫瘤を圧排しながら喉頭に到達し，声門を確認する．
❹らせん入りチューブを進めると食道に向かう．
❺体表から喉頭を押してチューブを声門に誘導する．
❻エアウェイスコープを慎重に抜去する．

14 高度頸椎変形

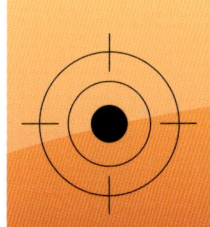

高度の変形性脊椎症で前後屈不能

症例46　65歳男性　163cm　53kg

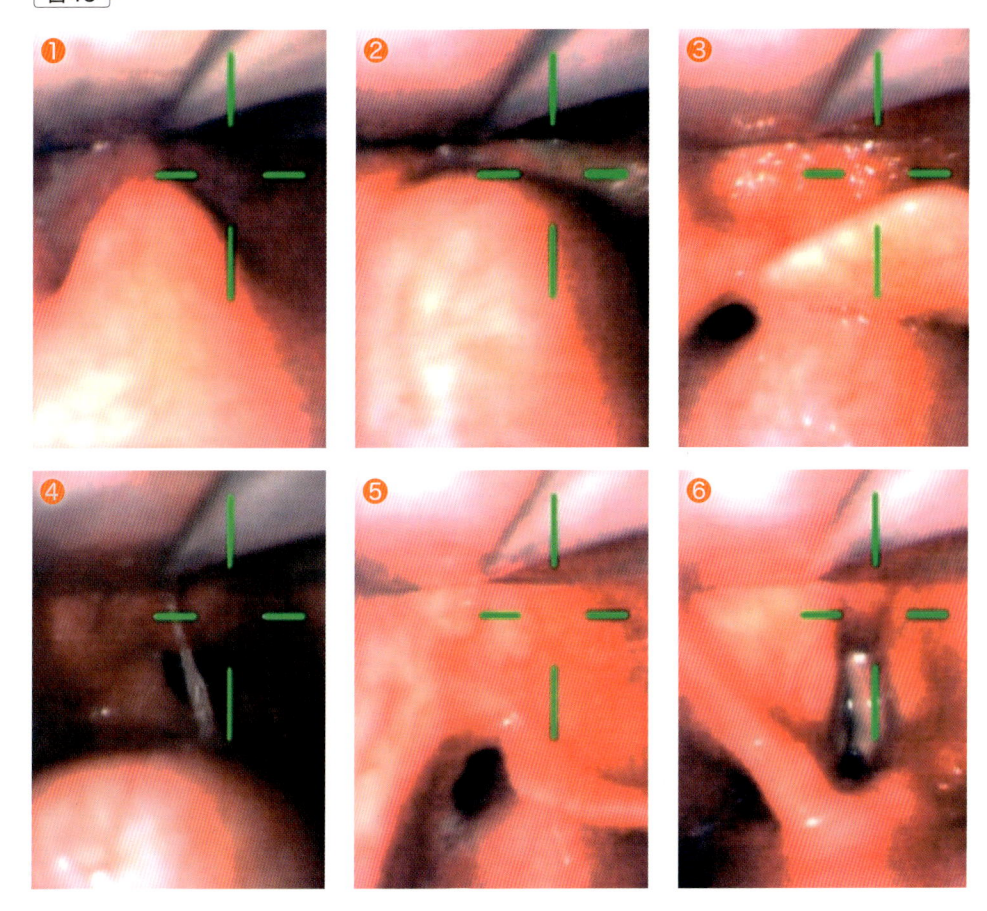

図46

❶口蓋垂を確認する．
❷咽頭に著明な隆起性病変（頸椎隆起）が見られる．
❸隆起が喉頭蓋と接している．
❹隆起性病変の右脇から進入し喉頭蓋をすくい上げる．
❺真上に挙上するとブレードが喉頭蓋の左側をすり抜け，喉頭蓋が天板から落下する．
❻意識的に右上方向にスコープを挙上することによって偏位した声門を確認することができた．

15 ガムエラスティックブジー

環軸椎関節亜脱臼を合併したリウマチ患者

症例47 54歳女性　153cm　40kg

図47

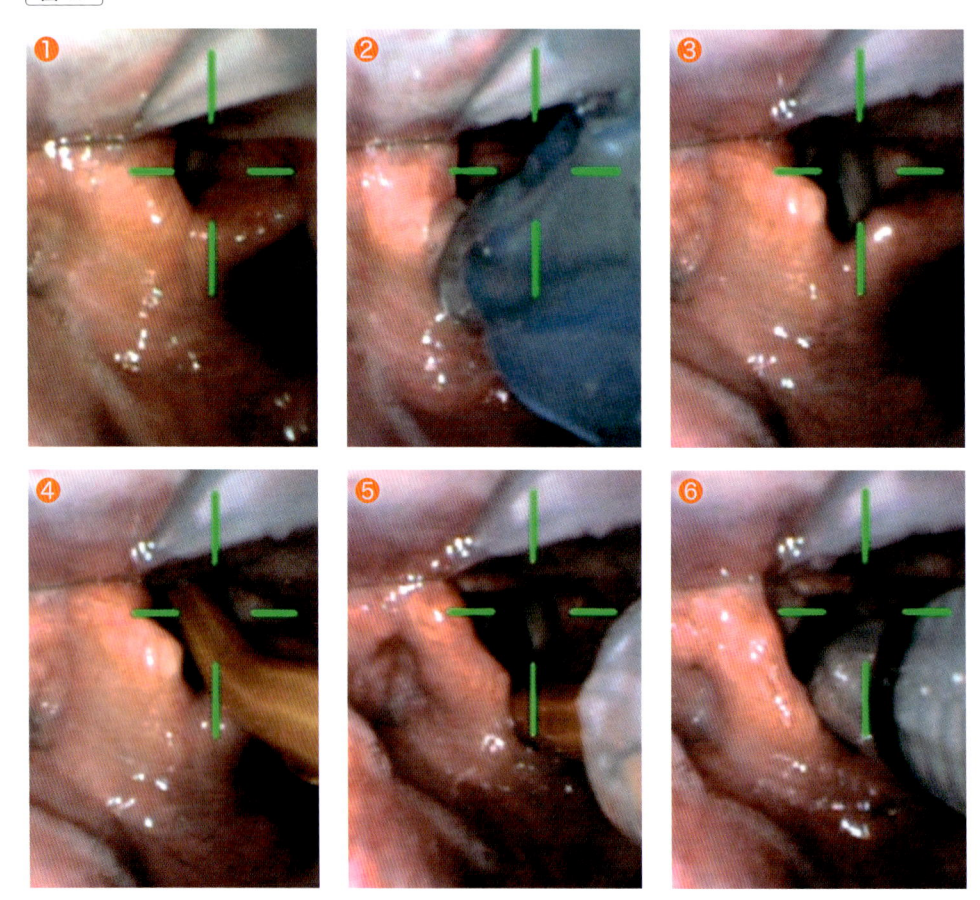

一回目

❶ターゲットマークに声門を捕捉する．

❷らせん入りチューブが披裂軟骨に衝突して気管に入らない．

二回目

❸声門を観察する．

❹ガムエラスティックブジーを気管へ挿入する．

❺ガムエラスティックブジーをガイドにチューブを挿入する．

❻チューブを捻りながら挿入し挿管に成功する．

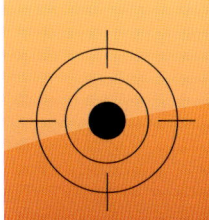

16 食道と気管の間違え

食道挿管

症例48 　62歳女性　153cm　52kg

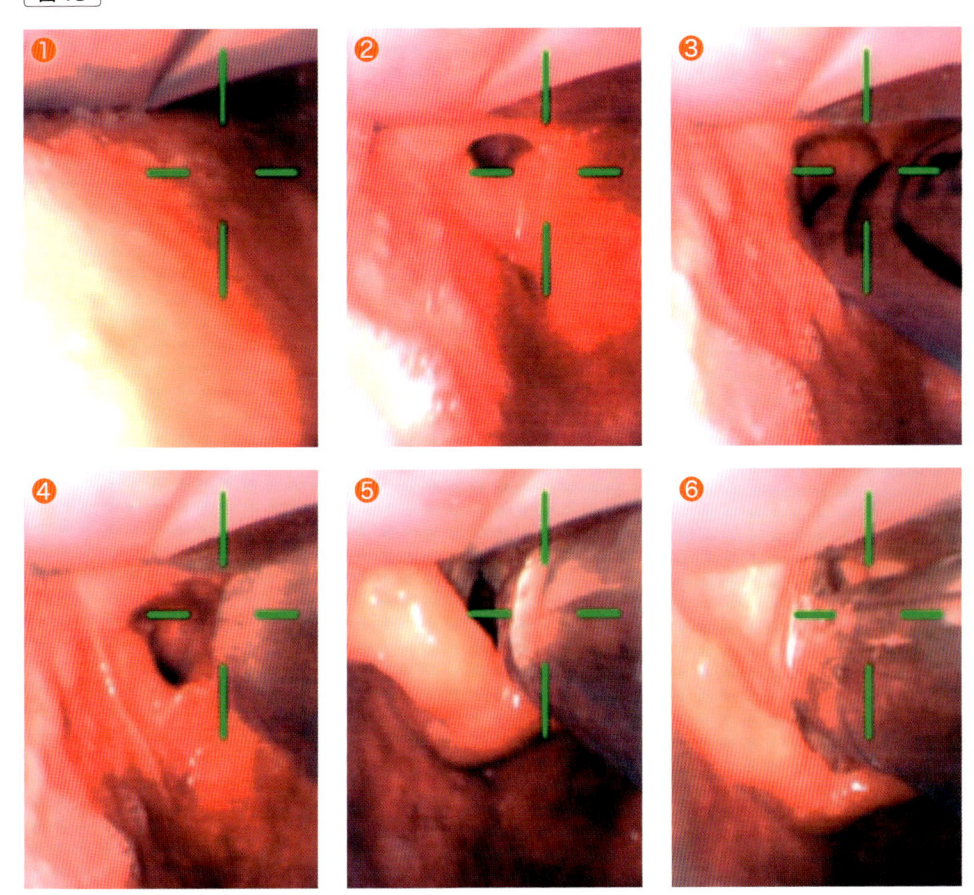

図48

❶口蓋垂を視認後，咽頭に進入する．
❷ターゲットマークを食道に合わせる．
❸チューブを挿入した．
❹声帯が確認できない．食道挿管と判断しチューブをいったん退去させる．
❺スコープを挙上すると声門が確認できた．
❻チューブを挿入する．

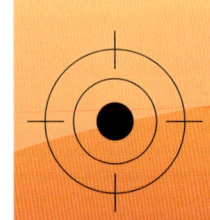

17 POテクニック

挿管困難に対するレスキュー挿管

症例49 57歳女性　162cm　66kg

【開口20mm，マッキントッシュ喉頭鏡でCormack 分類Ⅲ】

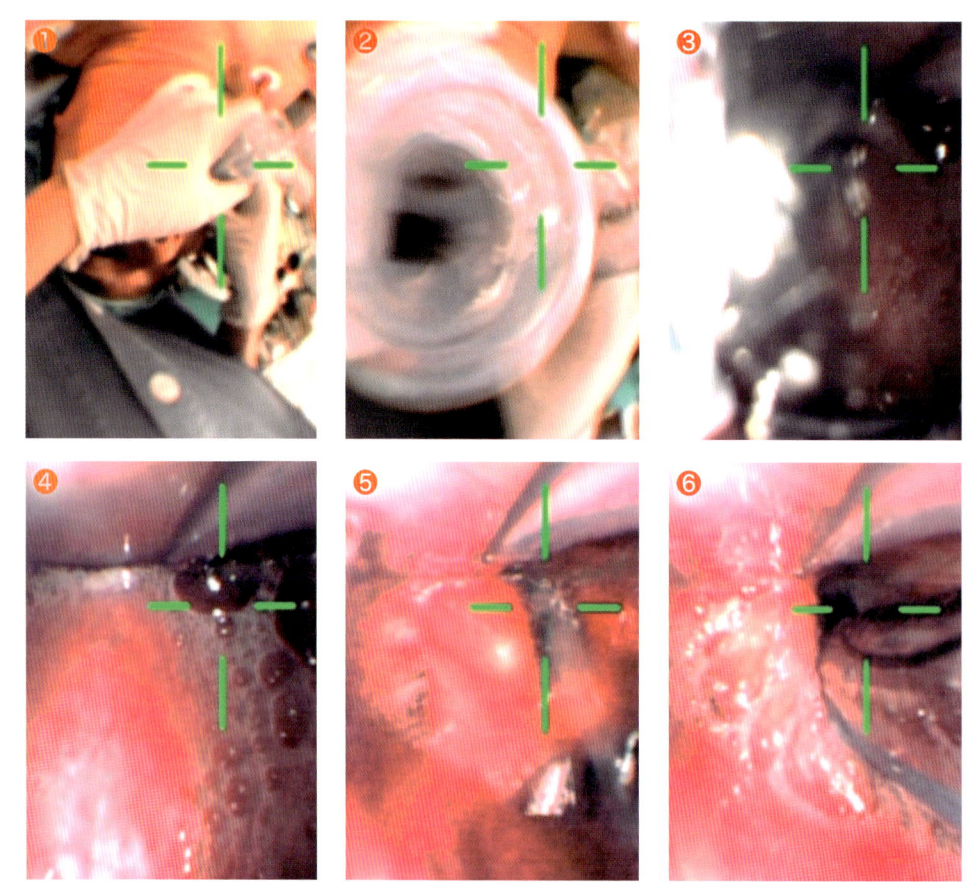

図49

❶エアウェイスコープの柄が胸壁に当たって入らないため，イントロックだけを口に挿入する．
❷エアウェイスコープ本体をイントロックに挿入する．
❸カメラヘッドがぴったりとイントロックに入っていない．視野が不良である．
❹カメラヘッドがしっかり装着でき，良好な視野が確保された．
❺声門を確認する．
❻気管挿管する．

18 気管チューブの入れ替え

大動脈解離の胸腹部大動脈置換術

症例50 27歳男性 170cm 81kg

【手術終了後に分離肺換気用ダブルルーメンチューブを内径8.5mmのシングルチューブに入れ替え】

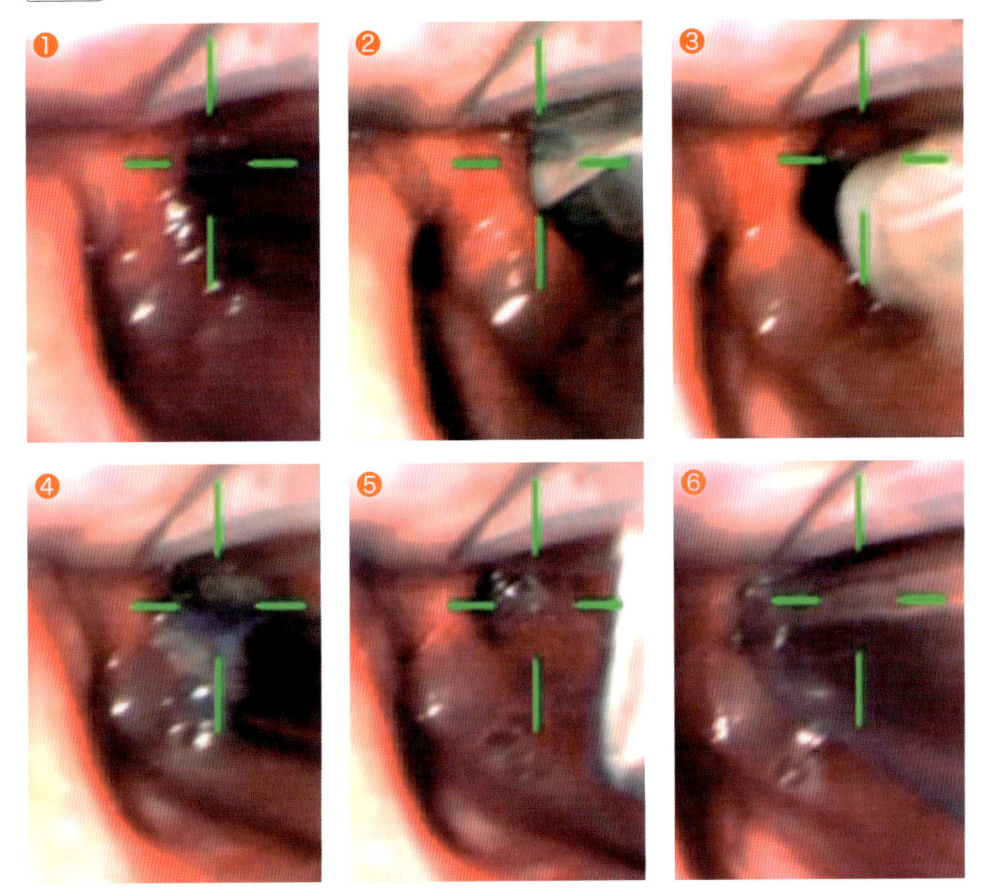

図50

❶エアウェイスコープで挿管されているダブルルーメンチューブを確認する.
❷モニター画像で見ながら徐々にチューブを抜去する.
❸気管カフ(白カフ)の部位まで抜去する.
❹気管支カフ(青カフ)まで抜去する.
❺ターゲットマークで捕捉したまま新しいチューブを挿入する.
❻挿管を終了.

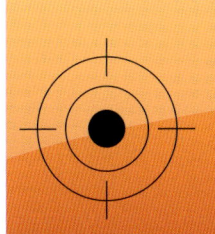

文 献

[1] 小山淳一，高砂浩史，岩下具美，ほか．緊急時の気道確保を支援する装置の開発―エアウェイスコープ／プロトタイプ1―．日臨救医誌 2005;8:341-2

[2] Koyama J, Aoyama T, Kusano Y, et al. Description and first clinical application of AirWay Scope for tracheal intubation. J Neurosurg Anesthesiol 2006;18:247-50.

[3] Asai T. Air way scope, a portable video-laryngoscope, for confirmation of tracheal intubation. J Resusc 2006;72:335-6.

[4] 北 飛鳥，其田 一，山崎 裕，ほか．ビデオ硬性挿管用喉頭鏡（エアウェイスコープ®）の使用経験―意識下挿管への応用―．臨麻 2006;30:1747-8.

[5] 鈴木昭広，黒澤 温，国沢卓之，ほか．エアウェイスコープ®とスタイレットスコープ®で気道確保を行った巨大甲状腺腫瘍の1例．臨麻 2007;31:43-7.

[6] Asai T, Enomoto Y, Okuda Y. Airway Scope for difficult intubation. Anaesthesia 2007;62:199.

[7] 野見山博紀，横山麗子，横山武志．エアウェイスコープAWS-S100®の使用経験．臨麻 2007;31:259.

[8] 鈴木昭広，林 大，遠山裕樹，ほか．エアウェイスコープ®を用いた意識下挿管時の一工夫．麻酔 2007;56:341-4.

[9] 鈴木昭広，寺尾 基．エアウェイスコープ®．日臨麻会誌 2007;27:151-7.

[10] Hirabayashi Y. Airway Scope: initial clinical experience with novice personnel. Can J Anaesth 2007;54:160-1.

[11] 鈴木昭広，遠山裕樹，勝見紀文，ほか．新しい気道確保道具エアウェイスコープ®の有用性．麻酔 2007;56:464-8.

[12] 鈴木昭広．産科麻酔におけるエアウェイスコープ®の使用経験．臨麻 2007;21:709-12.

[13] 小山淳一．エアウェイスコープの開発．臨麻 2007;21:767-70.

[14] Iwashita T, Koyama J, Dohgomori, et al. 気管挿管における喉頭鏡と新設計気道確保装置の比較 実験的研究．Med Postgrad 2007;45:202-8.

[15] 小山淳一，瀬口達也，岩下具美，ほか．エアウェイスコープ®を用いた頚椎疾患患者の気管挿管．Neurosurg Emerg 2007;12:26-30.

16 Hirabayashi Y. Airway Scope versus Macintosh laryngoscope: a manikin study. Emerg Med J 2007;24:357-8.

17 Hirabayashi Y. Ease of use of the Airway Scope vs the Bullard laryngoscope: a manikin study. Can J Anaesth 2007;54:397-8.

18 Kurihara R, Inagawa G, Kikuchi T, et al. The Airway Scope for difficult intubation. J Clin Anesth 2007;19:240-1.

19 鈴木昭広,林 大,国沢卓之,ほか.エアウェイスコープ®で挿管しえた Cormack分類4度の挿管困難2症例.臨麻 2007;31:853-6.

20 横地 恵,鎌田隆広,峯村俊一,ほか.挿管困難が予想された開口障害を伴う下顎骨骨折に対しエアウェイスコープ®を用いた1症例.日歯麻誌 2007;35:229-31.

21 河原 博,坂本英治,原野 望,ほか.経鼻気管挿管用ブレード付きエアウェイスコープ®の開口障害患者への使用経験.臨麻 2007;31:1063-4.

22 中村隆治,楠 真二,河本昌志.エアウェイスコープでダブルルーメン気管支チューブを挿入するための特殊イントロックの開発と有用性の検討.麻酔 2007;56:817-9.

23 浅井 隆,榎本善朗,新宮 興,ほか.エアウェイスコープ喉頭鏡の紹介.麻酔 2007;56:862-5.

24 中山禎人,西條裕正,杉野繁一,ほか.エアウェイスコープ™によるダブルルーメンチューブの気管挿管.臨麻 2007;31:1191-3.

25 鈴木昭広,神田浩嗣.エアウェイスコープ®による経鼻挿管.臨麻 2007;31:1207.

26 Hirabayashi Y, Seo N. Tracheal intubation by non-anaesthetist physicians using the Airway Scope. Emerg Med J 2007;24:572-3.

27 Hirabayashi Y, Seo N. Use of a new videolaryngoscope (Airway Scope) in the management of difficult airway. J Anesth 2007;21:445-6.

28 鈴木昭広,遠山裕樹.エアウェイスコープ®による分離肺換気チューブ留置の一工夫.臨麻 2007;31:1365.

29 坂本英治,椎葉俊司,天野祐治ほか.挿管困難が予想された経鼻挿管症例にAirway Scope®を用いた経験.日歯麻誌 2007;35:400-1.

30 Koyama Y, Inagawa G, Miyashita T, et al. Comparison of the Airway Scope, gum elastic bougie and fibreoptic bronchoscope in simulated difficult tracheal intubation: a manikin study. Anaesthesia

2007;62:936-9.

[31] Sasano N, Yamauchi H, Fujita Y. Failure of the Airway Scope to reach the larynx. Can J Anaesth 2007;54:774-5.

[32] Hirabayashi Y. In-line head and neck positioning facilitates tracheal intubation with the Airway Scope. Can J Anaesth 2007;54:774.

[33] Suzuki A, Kunisawa T, Iwasaki H. Pentax-AWS and tube selection. Can J Anaesth 2007;54:773-4.

[34] Hirabayashi Y, Fujita A, Seo N, et al. Cervical spine movement during laryngoscopy using the Airway Scope compared with the Macintosh laryngoscope. Anaesthesia 2007;62:1050-5.

[35] Suzuki A, Kunisawa T, Iwasaki H. Double lumen tube placement with the Pentax-Airway Scope. Can J Anaesth 2007;54:853-4.

[36] 加藤貴大, 楠 真二, 河本昌志, ほか. エアウェイスコープ®により意識下気管挿管を行った熱傷瘢痕拘縮の1症例. 麻酔 2007;56:1179-81.

[37] 鈴木昭広. チューブ誘導機能を有する間接声門視認型硬性喉頭鏡―Bullad型, Airwayscope®, Airtraq®―. Anesthesia 21 Century 2007;9:1743-50.

[38] Miki T, Inagawa G, Kikuchi T, et al. Evaluation of the Airway Scope, a new video laryngoscope, in tracheal intubation by naive operators: a manikin study. Acta Anaesthesiol Scand 2007;51:1378-81.

[39] Hirabayashi Y, Seo N. Awake intubation using the Airway Scope. J Anesth 2007;21:529-30.

[40] Hirabayashi Y. Nasotracheal intubation with the aid of the Airway Scope. J Clin Anesth 2007;19:563.

[41] 鈴木昭広, 菊地千歌, 勝見紀文, ほか. マネキンモデルにおける新しい気道確保道具エアウェイスコープとエアトラックの使用比較. 臨麻 2007;31:1708-12.

[42] Suzuki A, Kunisawa T, Takahata O, et al. Pentax-AWS (Airway Scope) for awake tracheal intubation. J Clin Anesth 2007;19:642-3.

[43] Kikuchi C, Suzuki A, Iwasaki H. Verification of vocal cord function using Pentax-AWS® (Airway Scope). Can J Anaesth 2007;54:1031-2.

[44] 奈尾幸子, 加藤貴大, 楠 真二, ほか. 白昼の野外での気管挿管の検討―エアウェイスコープ®と喉頭鏡の比較―. 麻酔 2007;56:1408-10.

[45] Asai T, Enomoto Y, Shimizu K, et al. The Pentax-AWS video-

laryngoscope: the first experience in one hundred patients. Anesth Analg 2008;106:257-9.

[46] Maruyama K, Yamada T, Kawakami R, et al. Upper cervical spine movement during intubation: fluoroscopic comparison of the AirWay Scope, McCoy laryngoscope, and Macintosh laryngoscope. Br J Anaesth 2008;100:120-4.

[47] Liu EH, Poon KH, Ng BS, et al. The Airway Scope, a new video laryngoscope: its use in three patients with cervical spine problems. Br J Anaesth. 2008;100:142-3.

[48] 上嶋浩順, 浅井 隆, 新宮 興, ほか. エアウェイスコープにブジーを併用し気管挿管が可能であった症例. 麻酔 2008;57:82-4.

[49] 金子高穂. エアウェイ"ファイバー"スコープの試み. 麻酔 2008;57:85-6.

[50] 勝見紀文, 鈴木昭広, 後藤拓也, ほか. 開口障害を有するベーチェット病患者に対してエアウェイスコープ®とエアトラック®が有効であった1症例. 臨麻 2008;32:111-3.

[51] McClelland SH, McCahon RA, Norris AM. Cervical spine movement using the Airway Scope. Anaesthesia 2008;63:207-8; author reply 208-9.

[52] Hirabayashi Y, Seo N. Airway Scope: early clinical experience in 405 patients. J Anesth 2008;22:81-5.

[53] Suzuki A, Toyama Y, Katsumi N, et al. Cardiovascular responses to tracheal intubation with the Airway Scope (Pentax-AWS). J Anesth 2008;22:100-1.

[54] 鈴木昭広. 新しい気道確保器具エアウェイスコープ®とエアトラック®. 日臨麻会誌 2008;28:310-8

[55] Enomoto Y, Asai T, Arai T, et al. Pentax-AWS, a new videolaryngoscope, is more effective than the Macintosh laryngoscope for tracheal intubation in patients with restricted neck movements: a randomized comparative study. Br J Anaesth 2008;100:544-8.

[56] 井上 久, 斎藤朋之, 神島啓一郎, ほか. エアウェイスコープ®とガムエアスティックブジーを併用して経鼻挿管しえた挿管困難の1症例. 麻酔 2008;57:457-9.

[57] Lai HY, Chen A, Lee Y. Nasal tracheal intubation improves the success rate when the Airway Scope blade fails to reach the larynx. Br J Anaesth

2008;100:566-7.
58. Suzuki A, Terao M, Fujita S, et al. Tips for intubation with the Pentax-AWS Rigid Indirect Laryngoscope in morbidly obese patients. Anaesthesia 2008;63:442-4.
59. Tan BH, Narasimhan U, Liu EHC. Use of a bougie to overcome malposition of the Airway Scope during difficult tracheal intubation. Can J Anaesth 2008;55:253-4.
60. 高山啓禎, 原田 純, 田川俊郎, ほか. 気管チューブイントロデューサ®ガイド下にエアウェイスコープ®を用いた経鼻挿管の有効性. 日歯麻誌 2008;36:184-5.
61. 大垣真紀子, 平林由広, 瀬尾憲正. エアウェイスコープによる意識下挿管―両側頸部腫脹により挿管困難が予測された1症例―. 日歯麻誌 2008;36:192-3.
62. 笠原真貴, 大串圭太, 朝波志穂, ほか. 炎症性開口障害を呈した3症例に対するビデオ硬性挿管用喉頭鏡（エアウェイスコープ™）の使用経験. 日歯麻誌 2008;36:198-9.
63. 青山和義, 竹中伊知郎. 初歩からのエアウェイスコープ エアウェイスコープって, どんな喉頭鏡. LiSA 2008;15:456-9.
64. 小山淳一. 新しい気管挿管装置の開発 エアウェイスコープ®（PENTAX-AWS®）：頭に描いてから手にするまで. LiSA 2008;15:514-7.
65. Suzuki A, Toyama Y, Katsumi N, et al. The Pentax-AWS® rigid indirect video laryngoscope: clinical assessment of performance in 320 cases. Anesthesia 2008;63:641-7.
66. Iguchi H, Sasano N, Hirate H, et al. Orotracheal intubation with an AirWay Scope in a patient with Treacher Collins syndrome. J Anesth 2008;22:186-8.
67. Suzuki A, Abe N, Sasakawa T, et al. Pentax-AWS（Airway Scope）and Airtraq: big difference between two similar devices. J Anesth 2008;22:191-2.
68. 桜庭茂樹, 奥田真弘. エアウェイスコープ®で緊急気管挿管を行った急性甲状腺腫大の1例. 臨麻 2008;32:935-6.
69. 鈴木昭広, 岩崎 寛. 気管挿管の新しい流れ―ビデオ, 内視鏡を用いた声門観察下挿管の進歩―. 麻酔 2008;57:680-90.

[70] 大塚洋司, 平林由広, 多賀直行, ほか．挿管困難症例に対するエアウェイスコープの有用性．麻酔 2008;57:725-7.

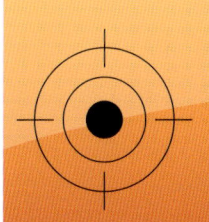

気管食道十六態

気管と食道の鑑別

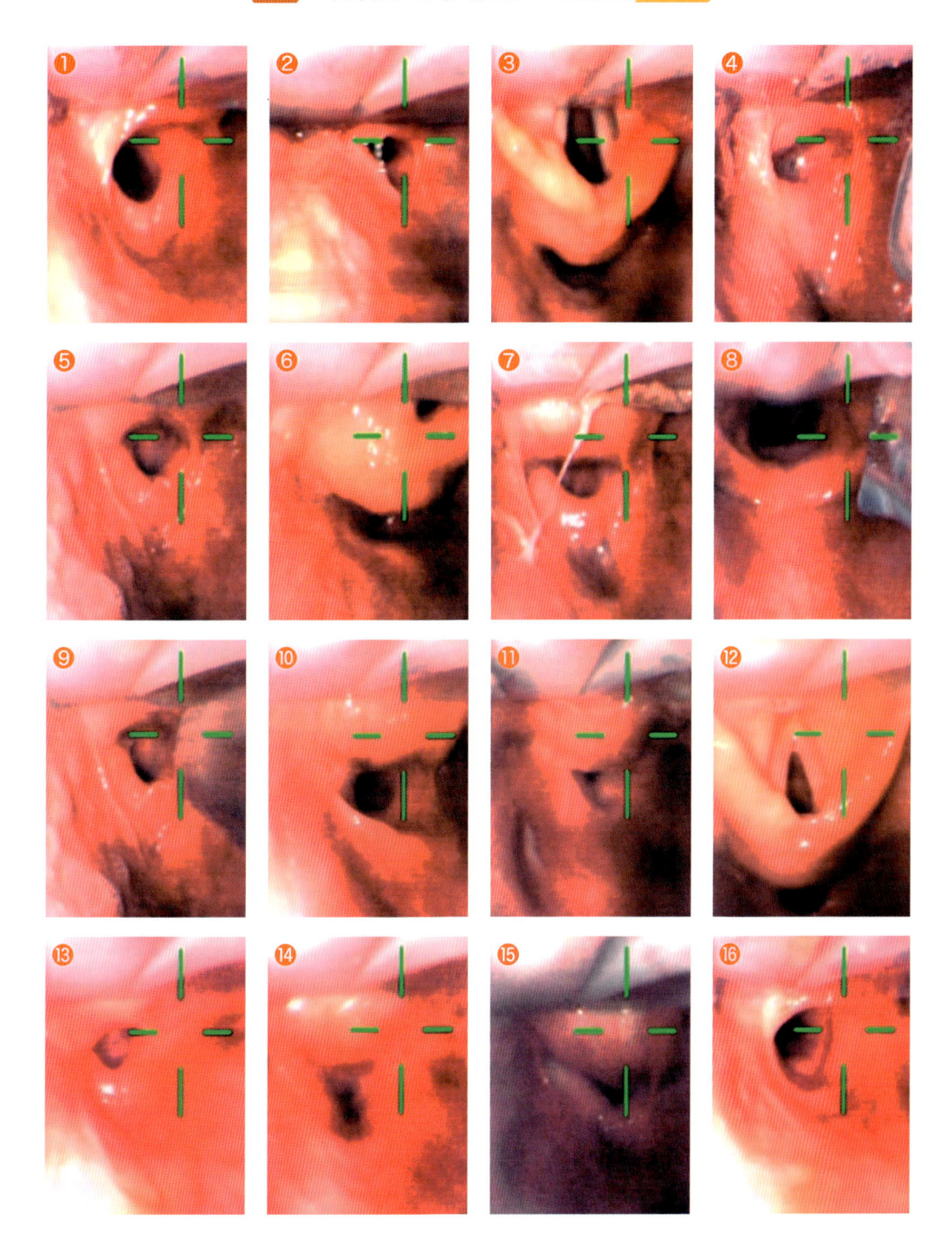

参考書籍など

[1] Pauchet V, Dupret S. Pocket atlas of anatomy. Oxford Unversity Press, Oxford, 1975.
[2] ネッター．解剖学アトラス（原書第３版）．相磯貞和，訳．東京：南江堂，2005.
[3] 青山和義．必ずうまくいく！気管挿管．東京：羊土社，2004.
[4] アステラス製薬ホームページ(http://www.astellas.com/jp/).

気管と食道の鑑別の解答
[1] 気管：①②④⑤⑦⑨⑩⑪⑬⑭⑮⑯
[2] 気管：⑧
[3] 気管と食道：③⑥⑫

【著者略歴】

平林由広（ひらばやし・よしひろ）

自治医科大学麻酔科学・集中治療医学講座　教授
1981年福島県立医科大学卒業，横浜市立大学医学部附属病院で臨床研修後，国家公務員等共済組合連合会虎の門病院に勤務．自治医科大学麻酔科講師，助教授を経て，2008年現職．

〈検印省略〉

エアウェイスコープ　─映像で学ぶ基本操作─

2008年10月15日　第1版第1刷発行

定価（本体3,800円＋税）

著　者　平林由広
発行者　今井　良
発行所　克誠堂出版株式会社

〒113-0033　東京都文京区本郷3-23-5-202
電話(03) 3811-0995　振替 00180-0-196804
URL　http://kokuseido.co.jp

ISBN978-4-7719-0343-2 C3047 ¥3,800E　印刷：株式会社シナノ
Printed in Japan ⓒ　Yoshihiro Hirabayashi　2008

- 本書の複製権・翻訳権・上映権・譲渡権・公衆送信権（送信可能権を含む）は克誠堂出版株式会社が保有します．
- JCLS 〈㈱日本著作出版権管理システム委託出版物〉
  本書の無断複製は著作権上での例外を除き禁じられています．
  複写される場合は，そのつど事前に㈱日本著作出版権管理システム
  （電話03-3818-5670　FAX 03-3815-8199）の許諾を得てください．